Dr. Farida Jasmine P. S.
Dr. Rayala Lokesh

Pharmakologie Die Exzellenz

Dr. Farida Jasmine P. S.
Dr. Rayala Lokesh

Pharmakologie Die Exzellenz

Viva Fragen und Antworten und kurze Notizen und Antworten

ScienciaScripts

Imprint

Any brand names and product names mentioned in this book are subject to trademark, brand or patent protection and are trademarks or registered trademarks of their respective holders. The use of brand names, product names, common names, trade names, product descriptions etc. even without a particular marking in this work is in no way to be construed to mean that such names may be regarded as unrestricted in respect of trademark and brand protection legislation and could thus be used by anyone.

Cover image: www.ingimage.com

This book is a translation from the original published under ISBN 978-620-7-45722-9.

Publisher:
Sciencia Scripts
is a trademark of
Dodo Books Indian Ocean Ltd. and OmniScriptum S.R.L publishing group

120 High Road, East Finchley, London, N2 9ED, United Kingdom
Str. Armeneasca 28/1, office 1, Chisinau MD-2012, Republic of Moldova, Europe
Printed at: see last page
ISBN: 978-620-7-49198-8

Copyright © Dr. Farida Jasmine P. S., Dr. Rayala Lokesh
Copyright © 2024 Dodo Books Indian Ocean Ltd. and OmniScriptum S.R.L publishing group

Engagiert für

    Meine Eltern

    Meine Lehrerinnen und Lehrer

    Meine Schwester

AKKNOWLDGMENT

Ich möchte meiner Freundin Dr. Farida Jasmine meine aufrichtige Dankbarkeit für ihre unschätzbare Anleitung und Unterstützung während dieses Projekts aussprechen. Ich bin meinen Lehrern zutiefst dankbar für ihr Fachwissen bei der Erstellung des Buches, das dieses Vorhaben sehr bereichert hat. Außerdem danke ich dem Rajarajeswari Dental College für seine unermüdliche Unterstützung und Ermutigung in schwierigen Zeiten."

INHALT

ABSCHNITT I 5

ABSCHNITT II 24

ABSCHNITT III 35

ABSCHNITT IV 55

ABSCHNITT V 65

ABSCHNITT VI 73

ABSCHNITT VII 79

ABSCHNITT VIII 84

REFERENZEN 94

ABSCHNITT I

1. Wege der Verabreichung von Arzneimitteln

2. Pharmcokinetics

3. Pharmazeutika

4. Unerwünschte Reaktionen

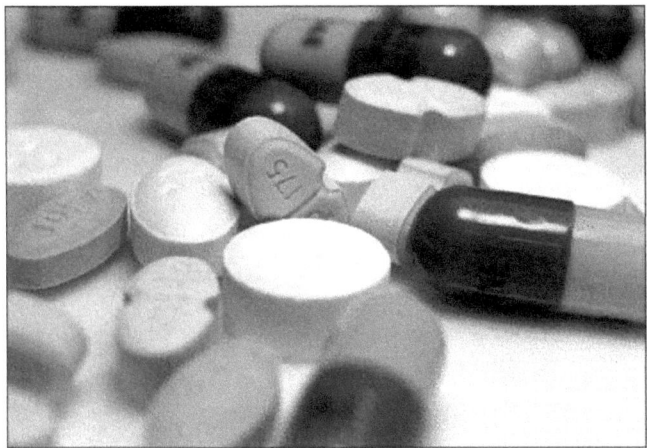

ABSCHNITT 1

1. WEGE DER ARZNEIMITTELVERABREICHUNG

FRAGEN UND ANTWORTEN

1. Nennen Sie verschiedene Wege der Arzneimittelverabreichung?

A. Orale Verabreichung von Arzneimitteln
  Parenterale Verabreichung von Arzneimitteln - a. intravenös
  b. intramuskulär
  c. intradermal
  d, intrathekal
  e. intraparietal
  f. rektaler Weg
  g. nasaler Weg
  h. transdermaler Weg

2. Orale Verabreichung des Arzneimittels?

A. Der enterale Weg ist der am häufigsten verwendete, älteste und sicherste Weg der Arzneimittelverabreichung. Die große Oberfläche des Magen-Darm-Trakts, die Durchmischung seines Inhalts und die Unterschiede im pH-Wert an verschiedenen Stellen des Darms erleichtern die wirksame Absorption der oral verabreichten Arzneimittel. Allerdings können die im Darm ausgeschiedenen Säuren und Enzyme sowie die biochemische Aktivität der Bakterienflora des Darms einige Arzneimittel zerstören, bevor sie absorbiert werden.

Vorteile

1. Sicherste Route
2. Am bequemsten
3. Am wirtschaftlichsten
4. Medikamente können selbst verabreicht werden
5. Nicht-invasiver Weg.

Benachteiligungen

1. Der Wirkungseintritt ist langsamer, da die Absorption Zeit braucht

3. Parenterale Verabreichung des Arzneimittels?

A.parenteral Andere Verabreichungswege als der enterale (intestinale) Weg werden als parenterale Wege bezeichnet. Hier werden die Arzneimittel direkt in die Gewebeflüssigkeiten oder das Blut abgegeben.

Vorteile

- Die Wirkung ist schneller und vorhersehbarer als bei oraler Verabreichung.
- Diese Methoden können bei einem bewusstlosen oder unkooperativen Patienten angewendet werden.
- Magenreizstoffe können parenteral verabreicht werden, so dass eine Reizung des Magen-Darm-Trakts vermieden werden kann.
- Es kann bei Patienten mit Erbrechen oder Schluckbeschwerden eingesetzt werden.
- Die Verdauung durch die Magen- und Darmsäfte und der First-Pass-Stoffwechsel werden vermieden.

Daher sind parenterale Verabreichungswege in Notfällen sehr nützlich, da die Wirkung schnell und vorhersehbar ist und auch bei bewusstlosen Patienten eingesetzt werden kann.

Benachteiligungen

- Die Asepsis muss eingehalten werden.
- Die Injektionen können schmerzhaft sein.
- Teurer, unsicherer und unbequemer.
- Es kann zu Verletzungen von Nerven und anderen Geweben kommen.

Zu den parenteralen Wegen gehören:

1. Injektionen
2. Einatmen
3. Transdermaler Weg
4. Transmukosaler Verabreichungsweg von Arzneimitteln

4. namens transdermale Pflaster?

A. Klebeeinheiten

  Funktion

  Iontophorese

  Düseneinspritzung

5. klebende Pflaster.

A. Stark fettlösliche Arzneimittel können über die Haut aufgetragen werden, um langsam und über einen längeren Zeitraum absorbiert zu werden, z. B. Nitroglycerin-Salbe bei Angina pectoris. Klebeeinheiten, Injektion, Iontophorese und Jet-Injektion sind einige Formen der transdermalen Verabreichung von Arzneimitteln.

Bei den Klebeeinheiten (transdermale therapeutische Systeme) handelt es sich um Klebepflaster unterschiedlicher Größe und Form, die dem Anwendungsgebiet angepasst sind.

Das Medikament befindet sich in einem Reservoir zwischen einer äußeren Schicht und einer porösen Membran. Diese Membran ist mit einem Klebstoff bestrichen, der auf der Anwendungsstelle haftet. Das Medikament diffundiert langsam durch die Membran und wird perkutan absorbiert.

Die Absorptionsrate ist konstant und vorhersehbar. Hochwirksame Arzneimittel (weil geringe Mengen ausreichen) und kurz wirkende Arzneimittel (weil die Wirkung nach dem Entfernen des Systems schnell endet) eignen sich für die Verwendung in solchen Systemen.

Die Anwendungsstellen sind Brust, Bauch, Oberarm, hinterer Mastoidbereich und Hodensack. Beispiele sind Hyoscin-, Nitroglyzerin-, Testosteron-, Östrogen- und Fentanyl-Pflaster.

Vorteile

- Verlängerte Wirkungsdauer
- Konstante Plasmakonzentrationen des Medikaments gewährleisten
- Die Compliance der Patienten ist gut.

5. iunction.

A. Infunktion Der Weg, auf dem ein auf die Haut aufgetragenes Arzneimittel absorbiert wird, um systemische Wirkungen zu erzeugen, wird als Infunktion bezeichnet.

6. Iontophorese .

A. Bei diesem Verfahren wird galvanischer Strom verwendet, um die Penetration von fettunlöslichen Arzneimitteln in die tieferen Gewebe zu bewirken, wo ihre Wirkung erforderlich ist, z. B. Salicylate. Die Fluoridiontophorese wird bei der Behandlung von Zahnüberempfindlichkeit eingesetzt.

7. Düseneinspritzung

A. Da die Absorption des Arzneimittels durch die Hautschichten erfolgt, kann dermojet auch als eine Form der transdermalen Verabreichung von Arzneimitteln betrachtet werden

2. PHARMCOKINETICS

1. Bioverfügbarkeit

A. Die Bioverfügbarkeit ist der Anteil des Arzneimittels, der nach der Verabreichung über einen beliebigen Weg den Körperkreislauf erreicht.

Bei einem intravenös verabreichten Arzneimittel beträgt die Bioverfügbarkeit also 100 %.

Bei einer IM/SC-Injektion werden die Arzneimittel fast vollständig absorbiert, während die Bioverfügbarkeit bei oraler Verabreichung aufgrund der unvollständigen Absorption und des First-Pass-Metabolismus gering sein kann.

Die Bioverfügbarkeit von Chlortetracyclin beträgt beispielsweise 30 %, von Carbamazepin 70 %, von Chloroquin 80 %, von Minocyclin und Diazepam 100 %.

Transdermale Präparate werden systemisch absorbiert und können eine Bioverfügbarkeit von 80-100 % aufweisen.

2 Bioäquivalenz

A. Der Vergleich der Bioverfügbarkeit verschiedener Formulierungen desselben Arzneimittels ist die Untersuchung der Bioäquivalenz.

Häufig können orale Formulierungen, die die gleiche Menge eines Arzneimittels von verschiedenen Herstellern enthalten, zu unterschiedlichen Plasmakonzentrationen führen, d. h. es besteht keine Bioäquivalenz zwischen ihnen.

Solche Unterschiede treten bei schwer löslichen, langsam absorbierten Arzneimitteln hauptsächlich aufgrund von Unterschieden in der Zerfalls- und Auflösungsgeschwindigkeit auf.

Schwankungen in der Bioverfügbarkeit (Nichtäquivalenz) können bei Arzneimitteln mit geringer Sicherheitsspanne wie Digoxin und Arzneimitteln, die eine genaue Dosisanpassung erfordern, wie Antikoagulanzien und Kortikosteroide, zu Toxizität oder Therapieversagen führen.

3. definieren Sie die scheinbare Volumenverteilung?

A. Das scheinbare Verteilungsvolumen ist definiert als das Volumen, das erforderlich ist, um die gesamte verabreichte Menge des Arzneimittels aufzunehmen, wenn die Konzentration im gesamten Körper derjenigen im Plasma entsprechen würde.

Sie setzt die Menge des Arzneimittels im Körper mit der Konzentration des Arzneimittels im Plasma in Beziehung.

Sie wird wie folgt berechnet Menge des Arzneimittels im Körper Vd = Plasmakonzentration Wenn beispielsweise die verabreichte Dosis eines Arzneimittels 500 mg beträgt und es eine einheitliche Plasmakonzentration von 10 mg/Liter erreicht, ist seine Vd = 50 Liter

. Wichtige Fakten über Vd sind:

- Wenn ein Arzneimittel hauptsächlich im Plasma zurückgehalten wird, ist seine Vd klein (z. B. Aspirin, Aminoglykoside), während seine Vd groß ist, wenn es weit in anderen Geweben verteilt ist (z. B. Pethidin).

- Die Kenntnis der Vd von Arzneimitteln ist für die Behandlung von Vergiftungen klinisch wichtig. Medikamente mit großer Vd wie Pethidin lassen sich nicht ohne weiteres durch Hämodialyse entfernen, da sie im Körper weit verteilt sind

4. Biotransformation

A. Biotransformation ist der Prozess der biochemischen Veränderung des Arzneimittels im Körper. Der Körper behandelt die meisten Arzneimittel als Fremdstoffe und versucht, sie durch verschiedene biochemische Reaktionen zu inaktivieren und zu eliminieren.

Diese Prozesse wandeln die Medikamente in polarere, wasserlösliche Verbindungen um, so dass sie leicht über die Nieren ausgeschieden werden können.

Einige Arzneimittel können weitgehend unverändert mit dem Urin ausgeschieden werden, z. B. Frusemid, Atenolol.

Site Das wichtigste Organ der Biotransformation ist die Leber. Arzneimittel werden aber auch über die Niere, den Darm, die Schleimhäute, die Lunge, das Blut und die Haut metabolisiert.

5. Wichtige Biotransformationsreaktionen

A. Oxidation - Phenytoin, Diazepam, Ibuprofen, Amphetamin, Chlorpromazin, Dapson

Reduktion - Chloramphenicol, Halothan

Hydrolyse - Pethidin, Procain

Konjugationsreaktionen

Glucuronid-Konjugation - Chloramphenicol, Morphin Acetylierung Sulfonamide, Isoniazid

Methylierung Adrenalin, Histamin

Glutathion-Konjugation - Paracetamol

6. Nennen Sie einige Enzyminduktoren

A. Phenobarbiton, Rifampicin, Alkohol, Zigarettenrauch, DDT, Griseofulvin, Carbamazepin und Phenytoin sind einige Enzyminduktoren.

7. was ist die renale Clearance?

A. Plasmavolumen, das in einer Zeiteinheit vollständig von dem Arzneimittel befreit wird. Sie kann durch das Verhältnis zwischen der Eliminationsrate und der Plasmakonzentration berechnet werden. Eliminationsrate Also CL = Plasmakonzentration Die Clearance wird als ml/Liter/Zeiteinheit ausgedrückt.

Die Clearance ist der wichtigste Faktor bei der Bestimmung der Arzneimittelkonzentration und sollte berücksichtigt werden, wenn ein Arzneimittel über einen längeren Zeitraum verabreicht werden soll.

8. kinetik erster Ordnung

A. Kinetik erster Ordnung Bei der Kinetik erster Ordnung wird ein konstanter Anteil des Arzneimittels pro Zeiteinheit metabolisiert/eliminiert.

Die meisten Arzneimittel folgen einer Kinetik erster Ordnung, und die Geschwindigkeit des Stoffwechsels bzw. der Ausscheidung ist abhängig von ihrer Konzentration im Körper (exponentiell).

Das gilt auch für die Aufnahme von Medikamenten.

9. Definieren Sie die Kinetik nullter Ordnung?

A. Kinetik nullter Ordnung (Sättigungskinetik) Hier wird eine konstante Menge des im Körper vorhandenen Arzneimittels pro Zeiteinheit verstoffwechselt/abgebaut.

Die Stoffwechselenzyme werden gesättigt, so dass mit zunehmender Dosis der Plasmaspiegel des Arzneimittels überproportional ansteigt, was zu Toxizität führt.

Einige Arzneimittel wie Phenytoin und Warfarin werden durch beide Prozesse eliminiert, d. h. zunächst durch die erste Ordnung und bei höheren Konzentrationen durch die Nullordnung.

Beispiel für Arzneimittel, die einer Kinetik nullter Ordnung folgen:

- Alkohol
- Phenytoin
- Aspirin
- Heparin
- Phenylbutazon.

Plasmahalbwertszeit und Steady-State-Konzentration Die Plasmahalbwertszeit $(t\frac{1}{2})$ ist die Zeit, die benötigt wird, um die Plasmakonzentration eines Arzneimittels auf die Hälfte ihres Wertes zu reduzieren. Vier bis fünf Halbwertszeiten sind für die vollständige Eliminierung eines Arzneimittels erforderlich.

Beispiele für Arzneimittel, die bei Einnahme durch die Mutter für den Säugling giftig sein können Sulfasalazin Doxepin Theophyllin Amiodaron Krebsmedikamente Primidon Salicylate Ethosuximid Chloramphenicol Phenobarbiton Nalidixinsäure Phenothiazine Nitrofurantoin.

10. Plasma-Halbwertszeit

A. Die Plasmahalbwertszeit *(t%)* ist die Zeit, die benötigt wird, um die Plasmakonzentration eines Arzneimittels auf die Hälfte ihres Wertes zu reduzieren.

Vier bis fünf Halbwertszeiten sind für die vollständige Eliminierung eines Arzneimittels erforderlich. Jedes Medikament hat seine eigene t/2 und ist ein wichtiger pharmakokinetischer Parameter, an dem sich das Dosierungsschema orientiert.

Sie hilft bei der Berechnung der Lade- und Erhaltungsdosis eines Arzneimittels. Sie gibt auch die Dauer der Wirkung eines Arzneimittels an.

Die biologische Halbwertszeit ist die Zeit, die benötigt wird, um die Gesamtmenge des Arzneimittels im Körper auf die Hälfte zu reduzieren.

.11. Definition von Festdosis, Einzeldosis, Ladedosis

A. Feste Dosis

Bei einigermaßen sicheren Arzneimitteln ist eine feste Dosis für die meisten Patienten geeignet, z. B. bei Analgetika wie Paracetamol - 500 mg bis 1000 mg alle 6 Stunden ist die übliche Dosis für Erwachsene.

Individualisierte Dosis Bei einigen Arzneimitteln, insbesondere bei solchen mit geringer Sicherheitsspanne, muss die Dosis auf die Bedürfnisse des einzelnen Patienten "zugeschnitten" werden, z. B. bei Antikonvulsiva und Antiarrhythmika.

Ladedosis In Situationen, in denen die angestrebten Plasmakonzentrationen schnell erreicht werden müssen, steht eine Lade-/Bolusdosis des Arzneimittels am Anfang der Behandlung.

Eine Ladedosis ist eine einzelne große Dosis oder eine Reihe von schnell wiederholten Dosen, die verabreicht wird, um die Zielkonzentration schnell zu erreichen, z. B. Heparin, das als Bolusdosis von 5000 IE verabreicht wird. Sobald der Zielwert erreicht ist, reicht eine Erhaltungsdosis aus, um den Wirkstoffspiegel aufrechtzuerhalten und die Ausscheidung auszugleichen.

Der Nachteil der Ladedosis besteht darin, dass der Patient rasch hohen Konzentrationen des Arzneimittels ausgesetzt ist, was zu Toxizität führen kann.

.12. Methoden zur Verlängerung der Wirkungsdauer

A. In verschiedenen Situationen kann es wünschenswert sein, lang wirkende Arzneimittel zu verwenden. Wenn solche Arzneimittel jedoch nicht verfügbar sind, kann die Wirkungsdauer der verfügbaren Arzneimittel verlängert werden.

Die Wirkungsdauer von Arzneimitteln kann durch Eingriffe in die pharmakokinetischen Prozesse verlängert werden, d. h. durch

1. Verlangsamung der Absorption.

2. unter Verwendung eines stärker an Plasmaproteine gebundenen Derivats.

3. Hemmung des Stoffwechsels.

4. Verzögerung der Ausscheidung

3. PHARMCODYANMICS

1. definieren Sie die Potenz von Drogen

A. Die Menge des Arzneimittels, die erforderlich ist, um eine Reaktion hervorzurufen, gibt die Potenz an. Zum Beispiel bewirkt 1 mg Bumetanid die gleiche Diurese wie 50 mg Frusemid.

Somit ist Bumetanid wirksamer als Frusemid.

2. definieren Sie die Wirksamkeit von Medikamenten.

A. Maximale Wirksamkeit Die Wirksamkeit gibt die maximale Reaktion an, die durch ein Arzneimittel hervorgerufen werden kann, z. B. bewirkt Frusemid eine starke Diurese, die durch keine Amiloriddosis erreicht wird.

3 Therauptische Dosis

A. Die Dosis-Wirkungs-Kurven für verschiedene Wirkungen eines Arzneimittels können unterschiedlich sein. So kann Salbutamol eine DRC für Bronchodilatation und eine andere für Tachykardie haben.

4 Mediane tödliche Dosis

A. Die mittlere letale Dosis (LD50) ist die Dosis, die für 50 % der Bevölkerung tödlich ist.

5. mediane effektive Dosis

A. Die mittlere effektive Dosis (ED50) ist die Dosis, die bei 50 % der Testpopulation eine gewünschte Wirkung hervorruft.

6 Therauptischer Index

A. Der therapeutische Index (TI) ist das Verhältnis zwischen der medianen letalen Dosis und der medianen effektiven Dosis.

Der therapeutische Index gibt Aufschluss über die Sicherheit des Arzneimittels.

- Je höher der TI, desto sicherer ist das Medikament
- TI variiert von Art zu Art
- Damit ein Medikament als einigermaßen sicher angesehen werden kann, muss sein TI-Wert > 1 sein.
- Penicillin hat einen hohen TI, während Lithium und Digoxin einen niedrigen TI haben.
- Der TI kann für jede Wirkung eines Arzneimittels unterschiedlich sein. Der TI von Aspirin, das gegen Kopfschmerzen eingesetzt wird, unterscheidet sich beispielsweise von seinem TI bei Entzündungen.

7 Synergismus und Antagonismus

A. Wenn zwei oder mehr Arzneimittel gleichzeitig verabreicht werden, kann die Wirkung additiv, synergistisch oder antagonistisch sein.

Additive Wirkung Die Wirkung von zwei oder mehr Arzneimitteln wird addiert und die Gesamtwirkung ist gleich der Summe ihrer Einzelwirkungen.

Beispiele sind Ephedrin mit Theophyllin bei Bronchialasthma, Distickstoffoxid und Äther als Allgemeinanästhetika.

Synergismus Wenn die Wirkung eines Medikaments durch ein anderes Medikament verstärkt oder erleichtert wird, handelt es sich um eine synergetische Kombination.

Griechisch: ergon = Arbeit; syn = mit. Hier ist die Gesamtwirkung der Kombination größer als die Summe ihrer unabhängigen Wirkungen.

Sie wird oft als "Potenzierung" oder "supra-additive" Wirkung bezeichnet. Beispiele für synergistische Kombinationen sind - - Acetylcholin + Physostigmin - Levodopa + Carbidopa.

Antagonismus Ein Medikament, das die Wirkung eines anderen bekämpft oder hemmt, ist ein Antagonismus.

Auf der Grundlage des Mechanismus kann der Antagonismus

- Chemischer Antagonismus
- Physiologischer Antagonismus
- Antagonismus auf Rezeptorebene - Umkehrbar (kompetitiv) - Unumkehrbar

8 . Prodrug und nennen Sie Beispiele.

A. Prodrug ist eine inaktive Form des Medikaments, die im Körper in das aktive Derivat umgewandelt wird.

Ein Prodrug kann einige der Nachteile der herkömmlichen Formen der Arzneimittelverabreichung überwinden.

Ein Beispiel: Levodopa überwindet die Blut-Hirn-Schranke und wird dann in Dopamin umgewandelt.

9 Faktoren, die die Bioverfügbarkeit beeinflussen

A. 1. Zerfall und Auflösung der Zeit

2. Formulierung

3. Partikelgröße

4. Lipidlöslichkeit

5. pH-Wert und Ionisierung

6. Fläche und Vaskularität der absorbierenden Oberfläche

7. Gastrointestinale Motilität

8. Vorhandensein von Lebensmitteln

9. Stoffwechsel

10. Krankheiten

10 Nennen Sie Faktoren, die die Wirkung des Arzneimittels beeinflussen.

A. Die gleiche Dosis eines Arzneimittels kann bei verschiedenen Patienten und sogar bei ein und demselben Patienten in verschiedenen Situationen unterschiedlich stark wirken.

Verschiedene Faktoren verändern die Dosierung und die Wirkung des Arzneimittels. Die Faktoren, die die Wirkung von Arzneimitteln verändern, lassen sich grob wie folgt einteilen:

1. Medikamentöse Faktoren

a. Art der Verabreichung

b. Vorhandensein von anderen Drogen

c. Kumulierung

d. Dosis

e. Placebo

2. Patientische Faktoren

a. Alter

b. Körpergewicht

c. Sex

d. Spezies und Rasse

e. Umwelt

f. Genetische Faktoren.

11 .Pharmcodyanmics

A. Die Pharmakodynamik ist die Lehre von den Wirkungen der Arzneimittel auf den Körper und ihren Wirkungsmechanismen.

12 Placebo

A. Es handelt sich um ein Scheinmedikament, das keine pharmakologische Wirkung hat. Substanzen wie Stärke, Laktose werden als Placebos verwendet

Placebos werden wie folgt verwendet:

1. Sie werden zur Linderung subjektiver Symptome wie Angstzustände, Kopfschmerzen, Zittern, Schmerzen und Schlaflosigkeit eingesetzt.
2. Werden in klinischen Studien verwendet, um Verzerrungen zu minimieren. Die Faktoren, die den Placebo-Effekt beeinflussen, sind folgende: 1. Faktoren des Patienten:

Patienten mit neurotischen Symptomen sprechen auf Placebos an.

3. Medikamentöse Faktoren: Die Placebo-Reaktion kann durch die Darreichungsform oder die Art der Verabreichung des Arzneimittels beeinflusst werden.

Zum Beispiel: Bunte Tabletten wie rote, blaue, grüne und injizierbare Präparate ergeben ein besseres Placebo-Präparat.

4. Ärztliche Faktoren: Die Persönlichkeit des Arztes, die Motivation, der Prozess der Unterweisung und die Beziehung zwischen Arzt und Patient sind wichtige Faktoren, die die Reaktion auf ein Placebo beeinflussen.

4. UNERWÜNSCHTE ARZNEIMITTELWIRKUNGEN

1. Nebenwirkungen

A. Nebenwirkungen sind unerwünschte Wirkungen eines Arzneimittels, die eine Erweiterung der pharmakologischen Wirkungen sind und bei der therapeutischen Dosis des Arzneimittels auftreten.

Sie sind vorhersehbar, häufig und können bei allen Menschen auftreten, z. B. Hypoglykämie durch Insulin oder Hypokaliämie nach Frusemid.

2. Toxische Wirkungen

A. Toxische Wirkungen treten bei höheren Dosen der Droge auf und können schwerwiegend sein, z. B. verursacht Morphin bei Überdosierung Atemdepression.

3. Intoleranz

A. Intoleranz Drogenintoleranz ist die Unfähigkeit einer Person, eine Droge zu tolerieren und ist unvorhersehbar.

Die Patienten reagieren selbst auf kleine Dosen des Medikaments übermäßig stark.

Bei einigen Patienten können Funktionsstörungen nach einer Einzeldosis Streptomycin auftreten. Intoleranz könnte auch qualitativ sein, z. B. Idiosynkrasie und allergische Reaktionen.

4. Idiosynkratie

A. Idiosynkrasie ist eine genetisch bedingte abnorme Reaktion auf ein Arzneimittel, z. B. lösen Primaquin und Sulfonamide bei Patienten mit G6PD-Mangel eine Hämolyse aus; einige Patienten zeigen Erregung bei Barbituraten.

Darüber hinaus werden einige Reaktionen wie die Chloramphenicol-induzierte Agranulozytose, für die kein eindeutiger genetischer Hintergrund bekannt ist, ebenfalls unter Idiosynkrasie erfasst.

In einigen Fällen kann die Person sogar auf niedrige Dosen eines Medikaments sehr empfindlich reagieren (z. B. kann eine einzige Dosis Chinin bei manchen Menschen Chinchonismus hervorrufen) oder sogar auf hohe Dosen des Medikaments sehr unempfindlich sein.

.5. **Allergische Reaktionen**

A. Allergische Reaktionen auf Arzneimittel sind immunologisch vermittelte Reaktionen, die nicht mit den therapeutischen Wirkungen des Arzneimittels zusammenhängen.

Die Droge oder ihr Metabolit wirkt als Antigen und löst die Bildung von Antikörpern aus. Eine anschließende Exposition gegenüber dem Arzneimittel kann zu allergischen Reaktionen führen.

Die Manifestationen einer Allergie zeigen sich hauptsächlich an den Zielorganen Haut, Atemwege, Magen-Darm-Trakt, Blut und Blutgefäße.

.6. **Arten von allergischen Reaktionen**

A. Typ I (anaphylaktische) Reaktion

Typ II Zytolytische Reaktionen

Typ III Arthus-Reaktion

Typ IV Typ IV (verzögerte Überempfindlichkeit)

.7. **Teratogenität**

A. Teratogenität ist die Fähigkeit eines Arzneimittels, fötale Anomalien zu verursachen, wenn es einer schwangeren Frau verabreicht wird.

Teratos bedeutet auf Griechisch Ungeheuer.

Das Beruhigungsmittel Thalidomid, das in der Frühschwangerschaft zur Linderung der morgendlichen Übelkeit eingenommen wurde, führte dazu, dass Tausende von Babys mit Phokomelien (Robbengliedern) geboren wurden.

Die Contergan-Katastrophe (1958-61) öffnete den Zulassungsbehörden die Augen, und verschiedene Länder machten die Durchführung strenger Teratogenitätstests zur Pflicht, bevor ein neues Medikament zugelassen wird.

Je nachdem, in welchem Stadium der Schwangerschaft das Teratogen verabreicht wird, kann es zu verschiedenen Anomalien führen.

(i) Empfängnis bis 16 Tage - normalerweise resistent gegen teratogene Wirkungen. Bei Beeinträchtigung kommt es zum Abort.

(ii) Zeitraum der Organogenese - (17 bis 55 Tage der Trächtigkeit) - Der empfindlichste Zeitraum; es treten schwere körperliche Anomalien auf.

(iii) Die Fetalperiode - ab dem 56. Tag - ist die Periode des Wachstums und der Entwicklung, die zu Entwicklungs- und Funktionsanomalien führt.

8. Wechselwirkung von Arzneimitteln

A. Definition Eine Arzneimittelwechselwirkung ist die Veränderung der Dauer oder des Ausmaßes der pharmakologischen Wirkung eines Arzneimittels durch ein anderes Arzneimittel. Bei gleichzeitiger Verabreichung von zwei oder mehr Arzneimitteln kann die Reaktion größer oder kleiner sein als die Summe der Einzelwirkungen.

Solche Reaktionen können nützlich oder schädlich sein.

So wird beispielsweise bei Bluthochdruck eine Kombination von Arzneimitteln eingesetzt - Hydralazin + Propranolol -, weil sie sich gegenseitig positiv beeinflussen. Unerwünschte Arzneimittelwechselwirkungen können jedoch zu schwerer Toxizität führen.

ABSCHNITT II

AUTONOMES NERVENSYSTEM

1 Cholinerges System

2 Anticholinergische Medikamente

3 .Skelettmuskelrelaxantien

4 Adrenergisches System

5 Adrenergische Medikamente

6 Adrenergische Antagonisten

CHOLINERGES SYSTEM

1 . Nennen Sie einige Oxime.

A. Oxime sind Reaktivatoren der Cholinesterase, die zur Wiederherstellung der neuromuskulären Übertragung bei Organophosphor-Vergiftungen eingesetzt werden, aber ihr Einsatz ist dem von Atropin untergeordnet.

Einige Beispiele für Oxime sind die folgenden:

1. Pralidoxim (2-PAM)

2. Obidoxim

3. Diacetylmonoxim (DAM) l

Pralidoxim und Obidoxim werden bei der Behandlung von Organophosphor-Vergiftungen eingesetzt.

Sie sollten innerhalb weniger Stunden (, 24 h) nach der Vergiftung verabreicht werden, vorzugsweise sofort

2 .Name Cholinergische Medikamente

A. Cholinergische Medikamente können wie folgt klassifiziert werden:

1. Ester von Cholin

Acetylcholin

Methacholin

Carbachol

Bethanechol

2. Cholinomimetische Alkaloide

Pilocarpine

Muscarine

3. Anticholinesterasen Reversibel

Neostigmin

Physostigmin

Pyridostigmin

Ambenonium

Edrophonium

Irreversible Organophosphorverbindungen

3 Die Rolle von Atropin bei Organophosphorvergiftungen

Ans. l Atropin wird zur Behandlung von Organophosphorvergiftungen und Pilzvergiftungen eingesetzt.

Atropin wirkt den durch die phosphororganischen Verbindungen hervorgerufenen muskarinischen Symptomen sehr wirksam entgegen.

In hohen Dosen hemmt es auch die zentralen Wirkungen. Aus diesen Gründen wird Atropin bei Organophosphorvergiftungen eingesetzt.

4 Neostigmin

Ans. l Neostigmin ist ein synthetisches reversibles Anticholinesterase-Mittel.

Seine Wirkung auf NMJ, GIT und Blase ist ausgeprägter als auf CVS oder Auge.

Auf die Skelettmuskulatur hat es sowohl direkte als auch indirekte Wirkungen. Pharmakokinetik Neostigmin l wird oral schlecht resorbiert. l dringt nicht in die Hornhaut ein und passiert nicht die Blut-Hirn-Schranke.

Wird teilweise hydrolysiert und teilweise unverändert mit dem Urin ausgeschieden.

Therapeutische Verwendung l Myasthenia gravis: Neostigmin 15 mg oral 6 Stunden lang l Postoperativer paralytischer Ileus oder Harnverhalt:

Neostigmin 0,5-1 mg SC l Postoperative Entkurarisierung: Neostigmin 0,5-2 mg SC l Kobra-Biss: Neostigmin wird zusammen mit Atropin verabreicht

5 Organophosphorvergiftung Behandlung

1. A. Bei Vergiftung über die Haut - Kleidung ausziehen und die Haut mit Wasser und Seife waschen; bei oraler Aufnahme - Magenspülung durchführen.

2. Blutdruck und freie Atemwege aufrechterhalten.

3. Mittel der Wahl ist Atropin IV 2 mg alle 10 Minuten bis zur Pupillenerweiterung. Die Höchstdosis kann je nach Schwere der Vergiftung zwischen 50 und 100 mg oder mehr betragen. Die Behandlung sollte sorgfältig überwacht werden, da die Gefahr besteht, dass die Symptome aufgrund der verzögerten Resorption der OP-Verbindungen erneut auftreten.

4. Cholinesterase-Reaktivatoren - Pralidoxim, Obidoxim, Diacetylmonoxim. Diese Oximverbindungen verbinden sich sofort mit dem Cholinesterase-Organophosphat, da der Komplex "altert" und das Enzym nicht freigesetzt werden kann.

Der Komplex wird durch den Verlust einer chemischen Gruppe stabiler, und dies ist für die "Alterung" verantwortlich.

Cholinesterase-Reaktivatoren sind bei Vergiftungen durch Carbamatverbindungen nicht sinnvoll, da diese Verbindungen keine freie Stelle für die Bindung von Oximen aufweisen.

Darüber hinaus hat Pralidoxim selbst eine schwache Anticholinesterase-Aktivität, insbesondere bei höheren Dosen.

Bei schweren Vergiftungen führt eine intravenöse Gabe von 1-2 g Pralidoxim innerhalb von fünf Minuten nach der Vergiftung zu den besten Ergebnissen.

In der Praxis ist es jedoch eher ungewöhnlich, dass ein Patient eine solche schnelle Behandlung innerhalb von Minuten erhält, insbesondere in ländlichen Gebieten, und Cholinesterase-Reaktivatoren werden bis zu einigen Stunden (maximal 24 Stunden) nach dem Vergiftungskomplex ausprobiert, lösen die Bindung und setzen das AChE-Enzym frei.

Dadurch reaktivieren sie das Enzym Cholinesterase. Sie sollten möglichst innerhalb von Minuten nach der Vergiftung verabreicht werden.

ANTICHOLINERGE MEDIKAMENTE

1. **Anticholinergische Medikamente**

1. A. Natürliche Alkaloide

Atropin, Hyoscin (Scopolamin)

2. Semisynthetische Derivate Homatropin, Ipratropiumbromid, Tiotropriumbromid

3. Synthetische Ersatzstoffe
- Mydriatika Eucatropin, Cyclopentolat, Tropicamid
- Krampflösend-antisekretorische Mittel Propanthelin, Dicyclomin

2. **. Gründe für die Verwendung von Atropin in der präanästhetischen Medikation**

Antwort: Atropin wird als Präanästhetikum verwendet.

1: Wenn Atropin 30 Minuten vor der Narkose verabreicht wird, reduziert es die Speichel- und Atemwegssekretion. Dadurch wird die Entwicklung eines Laryngospasmus verhindert.

2: Es verhindert eine Bradykardie während der Operation.\

3: Es wirkt als Bronchodilatator und verringert das Risiko von Asthma im Zusammenhang mit einem anaphylaktischen Schock. Zum Beispiel wird Glycopyrrolat meist als Präanästhetikum verwendet

3. **: Was ist der primäre Wirkmechanismus von Anticholinergika?**

A: Anticholinergika wirken in erster Linie durch Blockierung der Wirkung von Acetylcholin, einem Neurotransmitter, der bei der Übertragung von Nervenimpulsen eine Rolle spielt. Durch die Hemmung von Acetylcholin beeinflussen diese Medikamente verschiedene physiologische Prozesse.

4. Bei welchen Krankheitsbildern werden Anticholinergika häufig eingesetzt?

A: Anticholinergika werden bei einer Vielzahl von Erkrankungen eingesetzt, z. B. bei Asthma, chronisch obstruktiver Lungenerkrankung (COPD), überaktiver Blase, Reizdarmsyndrom (IBS) und der Parkinsonschen Krankheit.

5. Was sind die häufigsten Nebenwirkungen von Anticholinergika?

A: Häufige Nebenwirkungen sind Mundtrockenheit, verschwommenes Sehen, Verstopfung, Harnverhalt, Verwirrung und erhöhte Herzfrequenz. Diese Nebenwirkungen können je nach Medikament und dessen Dosierung variieren.

6. Können anticholinerge Medikamente zur Behandlung von Allergien eingesetzt werden?

A: Ja, Anticholinergika werden manchmal zur Linderung von Allergiesymptomen wie Niesen, laufender Nase und Juckreiz eingesetzt. Sie können in bestimmten Nasensprays oder oralen Medikamenten enthalten sein.

7. Gibt es Kontraindikationen oder Vorsichtsmaßnahmen im Zusammenhang mit Anticholinergika?

A: Ja, Anticholinergika sind für Personen mit bestimmten Erkrankungen, wie Glaukom, Harnverhalt oder bestimmten Herzerkrankungen, möglicherweise nicht geeignet. Es ist wichtig, einen Arzt zu konsultieren, um die Eignung dieser Medikamente für eine bestimmte Person zu bestimmen.

8. Wie wirken sich anticholinerge Medikamente auf die kognitive Funktion aus?

A: Anticholinergika können Auswirkungen auf die kognitiven Funktionen haben, insbesondere bei älteren Erwachsenen. Eine längere Einnahme oder höhere Dosen können mit einem erhöhten Risiko für kognitive Beeinträchtigungen und Demenz verbunden sein. Dies ist eine wichtige Überlegung, insbesondere bei älteren Menschen.

9. Können anticholinerge Medikamente mit anderen Medikamenten interagieren?

A: Ja, Anticholinergika können mit anderen Medikamenten in Wechselwirkung treten, was zu verstärkten Nebenwirkungen oder verminderter Wirksamkeit führen kann. Es ist wichtig, dass Gesundheitsdienstleister die vollständige Medikamentenliste eines Patienten kennen, um mögliche Wechselwirkungen zu vermeiden.

10. Gibt es bei bestimmten Erkrankungen Alternativen zu anticholinergen Medikamenten?

A: In einigen Fällen können alternative Medikamente oder nicht-pharmakologische Ansätze in Betracht gezogen werden. So können beispielsweise Änderungen der Lebensweise, Physiotherapie oder andere Medikamentenklassen in Abhängigkeit von der spezifischen Erkrankung und den individuellen Merkmalen des Patienten in Betracht gezogen werden.

Es ist wichtig zu beachten, dass die spezifischen Details je nach dem einzelnen Medikament innerhalb der anticholinergen Klasse und der individuellen Krankengeschichte des Patienten variieren können. Wenden Sie sich immer an eine medizinische Fachkraft, um individuelle Informationen und Ratschläge für die Verwendung von Anticholinergika zu erhalten.

11. Erläutern Sie die Gründe für den Einsatz von Pralidoxim bei Organophosphorvergiftungen.

Antwort: Pralidoxim und Obidoxim werden zur Behandlung von Organophosphorvergiftungen eingesetzt.

Diese Verbindungen verbinden sich mit dem Cholinesterase-Organophosphat-Komplex, lösen die Bindung und setzen das AChE-Enzym frei.

Sie sollten innerhalb weniger Stunden (, 24 h) nach der Vergiftung verabreicht werden, am besten sofort, da der Komplex einer Alterung unterliegt und das Enzym dann nicht mehr freigesetzt werden kann.

ADRENERGES SYSTEM UND DROGEN

1. Ephedrin

A Ephedrin ist ein Alkaloid, das aus Ephedra vulgaris gewonnen wird.

Wirkt hauptsächlich indirekt, hat aber auch einige direkte Wirkungen auf a- und b-Rezeptoren. lWiederholte Injektionen führen vor allem deshalb zu Tachyphylaxie, weil der für die Verdrängung verfügbare neuronale NA-Pool klein ist.

Es ist resistent gegen MAO und daher oral wirksam. l Es geht ins Gehirn über und ist ein ZNS-Stimulans.

Es wirkt gefäßverengend, herzstimulierend, nasenabschwellend, bronchienerweiternd und pupillenerweiternd.

Ephedrin wird heute durch selektivere Medikamente ersetzt und gelegentlich bei leichtem chronischem Bronchialasthma und bei Hypotonie während einer Spinalanästhesie eingesetzt.

2. Amphetamin

A. Amphetamin ist eine synthetische Verbindung mit dem gleichen pharmakologischen Profil wie Ephedrin. Oral wirksam mit langer Wirkungsdauer (4-6 Stunden). l Die ZNS-Wirkungen sind ausgeprägter, maximale Selektivität weisen Dextroamphetamin und Methamphetamin auf, die in den üblichen Dosen wenig periphere Wirkungen erzeugen.

Zu den zentralen Wirkungen gehören Wachsamkeit, erhöhte Konzentration und Aufmerksamkeitsspanne, Euphorie, Gesprächigkeit und erhöhte Arbeitsfähigkeit.

3. . Prazocin

A. Prazocin ist der erste der hochselektiven a1-Blocker mit einem a1:a2-Selektivitätsverhältnis von 1000:1. Es blockiert die sympathisch vermittelte Vasokonstriktion und bewirkt einen Blutdruckabfall, der nur von einer leichten Tachykardie begleitet wird.

Prazocin erweitert die Arteriolen stärker als die Venen.

4: Was ist die Hauptfunktion des adrenergen Systems?

A. Das adrenerge System reguliert die "Kampf- oder Flucht"-Reaktion des Körpers. Es spielt eine entscheidende Rolle bei der Reaktion auf Stress, indem es Noradrenalin und Adrenalin freisetzt, die sich auf verschiedene Organe und Gewebe auswirken und den Körper auf Aktionen vorbereiten.

5: Welches sind die wichtigsten Typen von adrenergen Rezeptoren?

A. Es gibt zwei Haupttypen von adrenergen Rezeptoren: alpha-adrenerge Rezeptoren und beta-adrenerge Rezeptoren. Jeder Typ wird weiter in Subtypen unterteilt (Alpha-1, Alpha-2, Beta-1, Beta-2 und Beta-3), und sie befinden sich in verschiedenen Geweben, was zu unterschiedlichen physiologischen Wirkungen führt.

6: Wie unterscheiden sich die alpha-adrenergen Rezeptoren von den beta-adrenergen Rezeptoren?

A: Alpha-adrenerge Rezeptoren vermitteln in erster Linie Reaktionen wie Vasokonstriktion (Verengung der Blutgefäße) und verstärkte Kontraktion der glatten Muskulatur, während beta-adrenerge Rezeptoren Reaktionen wie eine erhöhte Herzfrequenz, Bronchodilatation und Vasodilatation in bestimmten Blutgefäßen vermitteln.

7: Was sind adrenerge Agonisten und Antagonisten?

A: Adrenerge Agonisten sind Substanzen, die adrenerge Rezeptoren aktivieren und die Wirkungen von Noradrenalin und Adrenalin nachahmen. Adrenerge Antagonisten hingegen blockieren die Wirkung dieser Neurotransmitter und hemmen die durch adrenerge Rezeptoren vermittelte Reaktion.

8: Wie werden Betablocker in der medizinischen Praxis eingesetzt?

A: Betablocker oder beta-adrenerge Antagonisten werden häufig zur Behandlung von Hypertonie (Bluthochdruck), Angina pectoris (Brustschmerzen) und bestimmten Herzrhythmusstörungen eingesetzt. Sie wirken, indem sie die Wirkung von Noradrenalin und Adrenalin auf die Betarezeptoren blockieren und so die Herzfrequenz und den Blutdruck senken.

9: Welche Rolle spielt das adrenerge System im Atmungssystem?

A: Beta-2-Adrenorezeptoren in der Lunge vermitteln die Bronchodilatation und helfen, die Atemwege zu öffnen. Medikamente, die diese Rezeptoren stimulieren, werden zur Behandlung von Erkrankungen wie Asthma und chronisch obstruktiver Lungenerkrankung (COPD) eingesetzt.

10: Wie trägt das adrenerge System zur Blutdruckregulierung bei?

A: Das adrenerge System beeinflusst den Blutdruck, indem es den Durchmesser der Blutgefäße reguliert. Die Stimulation von Alpha-1-Rezeptoren führt zu einer Vasokonstriktion, die den Blutdruck erhöht, während die Aktivierung von Beta-2-Rezeptoren eine Vasodilatation bewirkt, die den Blutdruck senkt.

11: Kann das adrenerge System gezielt zur Behandlung von Herzinsuffizienz eingesetzt werden?

A: Ja, Medikamente, die auf das adrenerge System wirken, wie Betablocker und bestimmte inotrope Wirkstoffe, werden bei der Behandlung von Herzinsuffizienz eingesetzt. Diese Medikamente zielen darauf ab, die Herzfunktion zu verbessern und die Arbeitsbelastung des Herzens zu verringern.

12: : Was sind mögliche Nebenwirkungen von adrenergen Agonisten und Antagonisten?

A: Die Nebenwirkungen können je nach spezifischem Medikament und Rezeptor-Subtyp variieren. Zu den häufigsten Nebenwirkungen gehören Veränderungen der Herzfrequenz, des Blutdrucks und der Atemfunktion. Unerwünschte Wirkungen können auch das Nervensystem, das Magen-Darm-System und Stoffwechselprozesse betreffen.

Wenden Sie sich immer an einen Arzt oder eine Ärztin, um individuelle Informationen und Ratschläge zur Einnahme von Medikamenten zu erhalten, die das adrenerge System beeinflussen.

13: .Zwei Betablocker nennen

A. Propanlol

Metanolol

Atenolol

14: .Zwei Alphablocker nennen

A. Prazosin

Terazosin

ABSCHNITT III

ZENTRALNERVENSYSTEM

1 .LOKALE ANÄSTHETIKA

2 .ALLGEMEINE ANÄSTHESIE

3 ETHYL- UND METHYLALKOHOLEN

4 BERUHIGUNGSMITTEL/HYPNOTIKA

5 .ANTIEPILEPTISCHE MEDIKAMENTE

6 .ANTIPARKONISCHE MEDIKAMENTE

7 .ANTIPSYCHOTISCHE MEDIKAMENTE UND MEDIKAMENTE GEGEN ANGSTZUSTÄNDE

8 OPIOID-ANALEGESIKA

LOKALANÄSTHETIKA

1: Wie wirken Lokalanästhetika?

A: Lokalanästhetika wirken, indem sie die Nervensignale in einem bestimmten Bereich des Körpers blockieren. Sie erreichen dies, indem sie den Fluss von Natriumionen durch die Nervenzellmembranen hemmen und so die Erzeugung und Ausbreitung von Aktionspotenzialen, die Schmerzsignale übertragen, verhindern.

2: Was sind die wichtigsten Arten von Lokalanästhetika?

A: Lokalanästhetika lassen sich in zwei Hauptgruppen einteilen: Ester-Lokalanästhetika (z. B. Procain) und Amid-Lokalanästhetika (z. B. Lidocain, Bupivacain). Die Klassifizierung basiert auf der chemischen Struktur der Medikamente.

3: Wie werden Lokalanästhetika normalerweise verabreicht?

A: Lokalanästhetika können topisch (auf die Haut oder Schleimhäute aufgetragen), durch Infiltration (direkt in das Gewebe gespritzt), durch Nervenblockaden (in die Nähe von Nerven gespritzt, um die Empfindung in einem bestimmten Bereich zu blockieren) oder intravenös für bestimmte medizinische Verfahren verabreicht werden.

4: Was ist der Unterschied zwischen Lokalanästhesie und Vollnarkose?

A: Die Lokalanästhesie ist auf einen bestimmten Bereich des Körpers ausgerichtet und betäubt nur diese Region, während die Vollnarkose einen reversiblen Bewusstseins- und Empfindungsverlust im gesamten Körper bewirkt. Die Lokalanästhesie wird häufig bei kleineren chirurgischen Eingriffen, Zahnbehandlungen oder zur Schmerzbehandlung eingesetzt.

5: Gibt es mögliche Nebenwirkungen oder Komplikationen im Zusammenhang mit Lokalanästhetika?

A: Obwohl Lokalanästhetika im Allgemeinen sicher sind, können Komplikationen auftreten. Zu den möglichen Nebenwirkungen gehören allergische Reaktionen, Gewebereizungen an der Injektionsstelle und systemische Toxizität, wenn das Medikament in zu großen Mengen in den Blutkreislauf aufgenommen wird.

6: Können Lokalanästhetika während der Schwangerschaft verwendet werden?

A: Viele Lokalanästhetika gelten bei sachgemäßer Anwendung als sicher während der Schwangerschaft. Allerdings sollten die Wahl des Anästhetikums und der Zeitpunkt der Verabreichung sorgfältig abgewogen werden, und es ist wichtig, dass schwangere Frauen mögliche Risiken und Vorteile mit ihrem Arzt besprechen.

7: Wie lange hält die Wirkung eines Lokalanästhetikums an?

A: Die Wirkungsdauer variiert je nach dem verwendeten Lokalanästhetikum. Einige bieten eine kurzfristige Linderung (z. B. Lidocain), während andere eine längere Wirkungsdauer haben (z. B. Bupivacain). Der Zusatz von Vasokonstriktoren wie Epinephrin zum Lokalanästhetikum kann dessen Wirkung ebenfalls verlängern, indem er den Blutfluss und die systemische Absorption verringert.

8: Können Lokalanästhetika zur Behandlung chronischer Schmerzen eingesetzt werden?

A: Ja, Lokalanästhetika, insbesondere in Form von Nervenblockaden oder epiduralen Injektionen, können als Teil eines umfassenden Ansatzes zur Behandlung chronischer Schmerzzustände eingesetzt werden. Sie können vorübergehend Linderung verschaffen und bei der Diagnose der Schmerzursache helfen.

9: Gibt es Kontraindikationen für die Verwendung von Lokalanästhetika?

A: Zu den Kontraindikationen können Allergien gegen das jeweilige Lokalanästhetikum, bestimmte Erkrankungen oder Wechselwirkungen mit anderen Medikamenten gehören. Es ist von entscheidender Bedeutung, dass das medizinische Personal die Krankengeschichte der Person beurteilt und die Wahl des Lokalanästhetikums entsprechend anpasst.

Wenden Sie sich immer an einen Arzt, um individuelle Informationen und Ratschläge zur Verwendung von Lokalanästhetika zu erhalten, unter Berücksichtigung des individuellen Gesundheitszustands und des spezifischen Verfahrens oder der Behandlung, die durchgeführt wird.

10: Nennen Sie 2 Lokalanästhetika

A. I. Injizierbar

1. Kurz wirkendes Procain, Chlorprocain

2. Intermediär wirkendes Lignocain, Prilocain

3. Lang wirkendes Tetracain (Amethocain), Bupivacain, Dibucain, Ropivacain, Etidocain

11: Verwendung von Lokalanästhetika

A. Oberflächenanästhesie

Infiltrationsanästhesie

Nervenblockade

Feldblock

Spinalanästhesie

Epiduralanästhesie

ALLGEMEINE ANÄSTHESIE

1: Wie funktioniert die Vollnarkose?

A: Allgemeinanästhetika wirken auf das zentrale Nervensystem, insbesondere auf das Gehirn. Sie bewirken einen Zustand der Bewusstlosigkeit, Amnesie, Analgesie (Schmerzlinderung) und Muskelentspannung, indem sie die Aktivität der Neurotransmitter im Gehirn verändern.

2: Welches sind die wichtigsten Arten von Allgemeinanästhetika?

A: Allgemeinanästhetika können durch Inhalation (Inhalationsanästhetika wie Distickstoffmonoxid oder flüchtige Flüssigkeiten) oder intravenös (intravenöse Anästhetika wie Propofol) verabreicht werden. Oft wird eine Kombination von Medikamenten verwendet, um die gewünschte Wirkung zu erzielen.

3: Wie wird die Narkosetiefe während der Operation überwacht?

A: Die Narkosetiefe wird anhand verschiedener Parameter überwacht, darunter Vitalparameter (Herzfrequenz, Blutdruck, Sauerstoffsättigung), Elektroenzephalographie (EEG) und endtidale Kohlendioxidwerte (ETCO2). Anhand dieser Messungen können Anästhesisten die Anästhesiedosis anpassen, um einen angemessenen Grad der Bewusstlosigkeit aufrechtzuerhalten.

4: Welche möglichen Nebenwirkungen oder Risiken sind mit einer Vollnarkose verbunden?

A: Obwohl eine Vollnarkose im Allgemeinen sicher ist, gibt es potenzielle Risiken und Nebenwirkungen, darunter allergische Reaktionen, Atemprobleme und kardiovaskuläre Komplikationen. In seltenen Fällen kann es vorkommen, dass Menschen während der Operation das Bewusstsein vorübergehend wiedererlangen.

5: Wie lange hält die Wirkung einer Vollnarkose an?

A: Die Dauer der Allgemeinanästhesie hängt von den verwendeten Medikamenten und der Art des chirurgischen Eingriffs ab. Einige Operationen erfordern nur eine kurze Anästhesie, während andere eine längere Verabreichung erfordern können.

6: Gibt es Überlegungen zur Anwendung einer Vollnarkose bei bestimmten Bevölkerungsgruppen, z. B. bei älteren Menschen oder Kindern?

A: Ja, es muss Rücksicht auf gefährdete Bevölkerungsgruppen genommen werden. Ältere Menschen reagieren möglicherweise empfindlicher auf Anästhetika, und Kinder benötigen möglicherweise altersgerechte Dosierungen. Anästhesisten stimmen den Anästhesieplan sorgfältig auf den einzelnen Patienten ab und berücksichtigen dabei Faktoren wie Alter, Allgemeinzustand und Krankengeschichte.

7: Kann eine Allgemeinanästhesie langfristige Auswirkungen auf die kognitiven Funktionen haben?

A: Die möglichen langfristigen Auswirkungen einer Vollnarkose auf die kognitiven Funktionen werden derzeit erforscht. Einige Studien deuten auf einen Zusammenhang zwischen Anästhesie und kognitivem Abbau bei älteren Menschen hin, aber es sind noch weitere Forschungen erforderlich, um einen kausalen Zusammenhang herzustellen und mögliche Risikofaktoren zu ermitteln.

8: Was ist eine "präanästhetische Beurteilung", und warum ist sie wichtig?

A: Eine präanästhetische Untersuchung ist eine gründliche Beurteilung, die von einem Anästhesisten vor der Operation durchgeführt wird. Dabei werden die Krankengeschichte des Patienten überprüft, eine körperliche Untersuchung durchgeführt und mögliche Risiken oder Kontraindikationen beurteilt. Diese Beurteilung hilft, den Anästhesieplan auf den einzelnen Patienten abzustimmen und mögliche Komplikationen zu minimieren.

9: Können bestimmte Erkrankungen die Wahl des Anästhetikums beeinflussen? A: Ja, bestimmte Erkrankungen, wie z. B. kardiovaskuläre oder respiratorische Probleme, können die Wahl der Allgemeinanästhesie beeinflussen. Anästhesisten berücksichtigen sorgfältig den allgemeinen Gesundheitszustand des Patienten und etwaige Vorerkrankungen, wenn sie den am besten geeigneten Anästhesieplan festlegen.

Wenden Sie sich immer an einen Arzt, um individuelle Informationen und Ratschläge zur Verwendung von Allgemeinanästhetika zu erhalten, unter Berücksichtigung des individuellen Gesundheitszustands und des spezifischen chirurgischen Eingriffs, der durchgeführt wird.

10: Nennen Sie die Vor- und Nachteile von Äther als Vollnarkose.

Ans. Ether ist eine leicht flüchtige und farblose Flüssigkeit.

Da es an der Luft brennbar und mit Sauerstoff explosiv ist, sollte es nicht bei chirurgischen Eingriffen mit Kautern verwendet werden. Etwa 85-90 % der Droge werden über die Lunge ausgeschieden.

Es stimuliert den Sympathikus, was zu einem Anstieg der Herzfrequenz führt und den Vagusnerv unterdrückt.

Der Blutdruck sinkt in den tieferen Ebenen der Anästhesie. Die Atembewegungen nehmen zunächst aufgrund der Stimulation des Atemzentrums zu und später mit zunehmender Narkosetiefe ab.

Es regt den Speichelfluss an, so dass eine Prämedikation mit Atropin angeraten ist. Es reizt die Atemwege und löst Husten und Kehlkopfkrämpfe aus.

Es führt zu Analgesie, gefolgt von Erregung und dann zu Narkose.

Es erhöht den Liquordruck und den Blutzuckerspiegel. Bei 50 % der Patienten führt es zu postoperativer Übelkeit und Erbrechen.

Vorteile von Ether Potentes und zuverlässiges Anästhetikum.

Die Auswirkungen auf das Herz-Kreislauf-System und die Atmungsfunktionen sind nicht signifikant. Die Reflexe sind gut erhalten.

ETHYL- UND METHYLALKOHOLEN

1: Was sind Ethylalkohol (Ethanol) und Methylalkohol (Methanol)?

A: Ethylalkohol oder Ethanol ist eine Art von Alkohol, der häufig in alkoholischen Getränken enthalten ist. Er wird auch in verschiedenen industriellen, medizinischen und Haushaltsanwendungen eingesetzt. Methylalkohol oder Methanol ist eine andere Art von Alkohol, die für industrielle Zwecke verwendet wird, aber er ist hochgiftig und sollte nicht konsumiert werden.

2: Wie unterscheiden sich Ethyl- und Methylalkohole in Bezug auf ihre Toxizität?

A: Ethylalkohol (Ethanol) ist im Allgemeinen in mäßigen Mengen unbedenklich, da er vom Körper in weniger giftige Substanzen umgewandelt wird. Methylalkohol (Methanol) hingegen ist hochgiftig und kann bei Einnahme schwere gesundheitliche Schäden bis hin zu Erblindung und Tod verursachen.

3: Wie wird Ethylalkohol (Ethanol) häufig verwendet?

A: Ethylalkohol wird unter anderem als Erfrischungsgetränk, als Lösungsmittel bei der Herstellung von Arzneimitteln und Kosmetika sowie als Kraftstoff verwendet. Er wird auch in der Lebensmittelindustrie als Aromastoff und in der Medizin als Antiseptikum verwendet.

4: Welche Gefahren birgt der Konsum von Methanol (Methylalkohol)?

A: Methanol ist extrem giftig, wenn es eingenommen wird. Es kann Symptome wie Übelkeit, Erbrechen, Kopfschmerzen und Schwindel hervorrufen und in schweren Fällen zu Erblindung, Organversagen und Tod führen. Eine Methanolvergiftung erfordert sofortige ärztliche Hilfe.

5: Kann Methanol in alkoholischen Getränken enthalten sein?

A: Methanol wird alkoholischen Getränken zwar nicht absichtlich zugesetzt, kann aber in geringen Mengen als Nebenprodukt unsachgemäßer Destillations- oder Gärungsprozesse vorhanden sein. Illegale oder selbst hergestellte alkoholische Getränke können ein höheres Risiko einer Methanolverunreinigung darstellen.

6: Wie wird Ethanol im Körper verstoffwechselt?

A: Ethanol wird in der Leber durch Enzyme, hauptsächlich Alkoholdehydrogenase, verstoffwechselt. Es wird zunächst in Acetaldehyd umgewandelt und dann weiter zu Acetat verstoffwechselt, das schließlich zu Kohlendioxid und Wasser abgebaut wird. Dieser Stoffwechselweg trägt dazu bei, dass Ethanol aus dem Körper ausgeschieden wird.

7: Wird Ethanol als Antiseptikum verwendet?

A: Ja, Ethanol wird üblicherweise als Antiseptikum zur Desinfektion von Haut und Oberflächen verwendet. Es hat antimikrobielle Eigenschaften, die es zu einem wirksamen Mittel zur Abtötung von Bakterien und Viren machen.

8: Kann Ethylalkohol (Ethanol) als Kraftstoff verwendet werden?

A: Ja, Ethanol wird als Biokraftstoff verwendet und in der Regel dem Benzin beigemischt. Es kann aus erneuerbaren Quellen wie Mais oder Zuckerrohr hergestellt werden und gilt als umweltfreundlichere Alternative zu herkömmlichen fossilen Kraftstoffen.

9: Was sind die Symptome einer Methanolvergiftung?

A: Zu den Symptomen einer Methanolvergiftung gehören Übelkeit, Erbrechen, Bauchschmerzen, Schwindel und Kopfschmerzen. In späteren Stadien kann es zu Sehstörungen, Verwirrung und möglichem Organversagen kommen. Bei Verdacht auf eine Methanolvergiftung ist sofortige ärztliche Hilfe erforderlich.

10: Gibt es Unterschiede in der chemischen Struktur von Ethyl- und Methylalkoholen?

A: Ja, es gibt Unterschiede in ihrer chemischen Struktur. Ethanol hat zwei Kohlenstoffatome, während Methanol nur eines hat. Die Molekularstrukturen dieser Alkohole tragen zu ihren unterschiedlichen Eigenschaften und Wirkungen auf den menschlichen Körper bei.

BERUHIGENDES HYPNOTIKUM

1. Unerwünschte Wirkungen von Barbituraten

Ans. Unerwünschte Wirkungen von Barbituraten sind wie folgt:

1. Die häufigsten Nebenwirkungen sind Schläfrigkeit, Kater, geistige Verwirrung, Beeinträchtigung der Leistungsfähigkeit und des Urteilsvermögens.

2. Übelkeit, Erbrechen, Diarrhöe

3. Idiosynkrasie-Aufregung

4. Überempfindlichkeitsreaktionen wie Hautausschläge und Schwellungen der Augenlider

5. Verträglichkeit und Abhängigkeit

6. Physische und psychische Abhängigkeit

7. Eine längere Einnahme von Phenobarbiton kann eine megaloblastische Anämie verursachen.

2. Verwendungen von Benzodiazepin

Ans. Benzodiazepine können verwendet werden als

1. Hypnotika - werden zur Verkürzung der Schlaflatenz und zur Verringerung des nächtlichen Erwachens eingesetzt.

2. Anxiolytikum und zur Sedierung am Tag.

3. Antikonvulsiva.

4. zentral wirkendes Muskelrelaxans.

5. Infusionsanästhetikum, das zur Einleitung, Aufrechterhaltung und Ergänzung der Anästhesie verwendet wird.

6. präanästhetische Medikamente.

7. vor Elektrokrampftherapie, Herzkatheteruntersuchungen, Endoskopien in der Geburtshilfe und vielen kleineren Eingriffen.

8. Alkoholentzugstherapie.

3. Flumazenil

Ans. l Flumazenil ist ein Benzodiazepin-Antagonist.

Es wirkt, indem es mit Benzodiazepinen um den Rezeptor konkurriert und die depressiven oder stimulierenden Wirkungen aufhebt.

Es hebt die hypogenen, psychomotorischen, kognitiven und EEG-Effekte der Benzodiazepine auf.

Die Wirkung beginnt Sekunden nach der intravenösen Verabreichung und hält 1-2 Stunden an.

Hauptsächlich verwendet für

1. die Wirkung der Benzodiazepin-Sedierung oder -Narkose umkehren und

2. bei Überdosierung oder Vergiftung mit Benzodiazepinen

4. Barbiturate klassifizieren

A, Klassifizierung

1. Langwirkend: Phenobarbiton, Mephobarbiton

2. Kurz wirkend: Pentobarbiton, Secobarbiton, Butobarbiton

3. Ultrakurzzeitig wirkend: Thiopenton-Natrium, Methohexiton

4. Definieren Sie Sedativa, Hypnotika und Tranquilizer.

Ans. Ein Sedativum ist ein Medikament, das die Erregbarkeit reduziert und den Patienten beruhigt, ohne Schlaf zu verursachen, obwohl es Schläfrigkeit hervorrufen kann.

Hypnotikum ist ein Arzneimittel, das einen Schlaf herbeiführt oder aufrechterhält, der dem natürlichen, erregbaren Schlaf ähnelt. Ein Hypnotikum in niedriger Dosierung wirkt wie ein Sedativum.

Tranquilizer ist ein alter Begriff für eine Droge, die geistige Spannungen abbaut und Ruhe erzeugt, ohne Schlaf zu verursachen oder die geistigen Fähigkeiten zu beeinträchtigen. Er wurde hauptsächlich verwendet, um die Wirkung von Reserpin zu beschreiben

ANTIEPILEPTISCHE MEDIKAMENTE

1. Phenyotin ist während der Schwangerschaft kontraindiziert.

Antwort: Phenytoin ist ein teratogenes Medikament.

Bei Einnahme während der Schwangerschaft führt Phenytoin zum fetalen Hydantoinsyndrom. 1 Dieses Syndrom ist gekennzeichnet durch 1. Lippen- und Gaumenspalten, 2. hypoplastische Phalangen und 3. Mikrozephalie.

2. Phenobarbiton

Antwort: Phenobarbiton ist ein wichtiges Medikament der Wahl bei der Behandlung von Epilepsie.

Phenobarbiton hemmt die neurotransmittierende Wirkung, indem es die GABA-Rezeptoren verstärkt und ihnen so die Öffnung der Chloridionenkanäle erleichtert.

Phenobarbiton hebt die Anfallsschwelle an und verhindert so epileptische Anfälle. Es wird bei generalisierten tonisch-klonischen Anfällen und partiellen Anfällen eingesetzt. 1 Es wird aufgrund seiner Wirksamkeit und geringen Kosten bevorzugt.

3. Carbamazepin

Ans. Carbamazepin ist ein Antiepileptikum, das chemisch mit Imipramin verwandt ist. Wirkungsmechanismus Carbamazepin modifiziert maximale Elektroschock-Anfälle und erhöht die Schwelle für PTZ- und Elektroschock-Konvulsionen.

Es verlängert den inaktivierten Zustand des Na-Kanals.

4. Wie wirken Antiepileptika?

A: Antiepileptika wirken, indem sie die Membranen der Nervenzellen stabilisieren und die elektrische Aktivität der Neuronen modulieren. Sie zielen darauf ab, das abnormale und übermäßige Feuern von Neuronen zu verhindern, das zu Krampfanfällen führen kann.

5. Welche Arten von Anfällen werden häufig mit Antiepileptika behandelt?

A: Antiepileptika werden zur Behandlung verschiedener Arten von Anfällen eingesetzt, darunter fokale (partielle) Anfälle, generalisierte Anfälle, Absence-Anfälle und myoklonische Anfälle. Die Wahl des Medikaments hängt von der Art des Anfalls und der Krankengeschichte des Patienten ab.

6. Gibt es verschiedene Klassen von Antiepileptika?

A: Ja, Antiepileptika können auf der Grundlage ihrer Wirkmechanismen in mehrere Klassen eingeteilt werden. Zu diesen Klassen gehören Natriumkanalblocker (z. B. Carbamazepin), GABAerge Medikamente (z. B. Valproinsäure), Kalziumkanalblocker (z. B. Ethosuximid) und andere.

7. Wie wird das richtige Antiepileptikum für eine Person bestimmt?

A: Die Wahl des Antiepileptikums richtet sich nach Faktoren wie der Art der Anfälle, dem Alter des Patienten, seinem allgemeinen Gesundheitszustand und möglichen Wechselwirkungen mit anderen Medikamenten. Es ist oft ein Prozess des Ausprobierens, um das wirksamste und am besten verträgliche Medikament zu finden.

8. Können Antiepileptika mit anderen Medikamenten interagieren?

A: Ja, Antiepileptika können mit anderen Medikamenten in Wechselwirkung treten, was deren Wirksamkeit beeinträchtigen oder unerwünschte Wirkungen hervorrufen kann. Für Gesundheitsdienstleister ist es wichtig, die vollständige Medikamentenliste eines Patienten zu kennen, um mögliche Wechselwirkungen zu vermeiden.

9. Was sind die möglichen Nebenwirkungen von Antiepileptika?

A: Die Nebenwirkungen können je nach Medikament variieren, aber zu den häufigsten Nebenwirkungen gehören Schläfrigkeit, Schwindel, Gewichtsveränderungen und Magen-Darm-Probleme. Schwerwiegende Nebenwirkungen sind weniger häufig, können aber Lebertoxizität, Blutstörungen oder Hautreaktionen umfassen.

10. Dürfen Antiepileptika während der Schwangerschaft eingenommen werden?

A: Die Einnahme von Antiepileptika während der Schwangerschaft muss sorgfältig abgewogen werden. Einige AEDs können Risiken für den sich entwickelnden Fötus darstellen, während unkontrollierte Anfälle ebenfalls Risiken bergen. Gesundheitsdienstleister müssen Nutzen und Risiken abwägen, und während der Schwangerschaft kann eine Anpassung der Medikation erforderlich sein.

11. Ist es möglich, dass jemand mit Epilepsie die Einnahme von Antiepileptika abbricht?

A: In manchen Fällen können Menschen mit Epilepsie eine Phase der Anfallsfreiheit erreichen und unter Anleitung ihres medizinischen Betreuers das Absetzen der antiepileptischen Medikamente in Erwägung ziehen. Diese Entscheidung sollte jedoch sorgfältig getroffen werden, da ein abruptes Absetzen zu einem erneuten Auftreten von Anfällen führen kann.

12. Können Antiepileptika auch bei anderen Erkrankungen als Epilepsie eingesetzt werden?

A: Ja, einige Antiepileptika werden nicht nur zur Behandlung von Epilepsie, sondern auch von neuropathischen Schmerzen, bipolaren Störungen und Gemütskrankheiten eingesetzt. Die Wirkmechanismen dieser Medikamente machen sie für die Behandlung einer Reihe von neurologischen und psychiatrischen Erkrankungen nützlich.

13. Wie wichtig ist die Therapietreue bei der Behandlung von Epilepsie?

A: Bei der Behandlung von Epilepsie ist die Therapietreue von entscheidender Bedeutung. Das Auslassen von Dosen oder das abrupte Absetzen von Medikamenten kann zu Durchbrüchen bei Anfällen führen. Es ist wichtig, dass Menschen mit Epilepsie die ihnen verordneten Medikamente so einnehmen, wie es ihr medizinischer Betreuer anordnet.

ANTIPARKINSON-MITTEL

1: Was ist die Parkinson-Krankheit?

A: Die Parkinson-Krankheit ist eine neurodegenerative Erkrankung, die die Bewegung beeinträchtigt. Sie ist gekennzeichnet durch den fortschreitenden Verlust von Dopamin produzierenden Neuronen im Gehirn, was zu Symptomen wie Zittern, Bradykinesie (Verlangsamung der Bewegungen), Steifheit und Haltungsinstabilität führt.

2: Wie wirken Antiparkinson-Mittel?

A: Antiparkinson-Medikamente zielen in erster Linie darauf ab, das Gleichgewicht der Neurotransmitter, insbesondere von Dopamin, im Gehirn wiederherzustellen. Sie können Dopamin entweder ersetzen oder nachahmen, seinen Abbau hemmen oder Dopaminrezeptoren stimulieren, um die motorischen Symptome der Parkinson-Krankheit zu lindern.

3: Was ist Levodopa und wie wird es bei der Behandlung der Parkinson-Krankheit eingesetzt?

A: Levodopa ist eine Vorstufe von Dopamin und wird im Gehirn in Dopamin umgewandelt. Es ist ein wichtiger Bestandteil vieler Parkinson-Behandlungen. Levodopa trägt dazu bei, den Dopaminspiegel wieder aufzufüllen und die motorischen Symptome zu lindern. Es wird häufig mit Carbidopa kombiniert, um seine Wirksamkeit zu erhöhen.

4: Was sind Dopamin-Agonisten in der Parkinson-Behandlung?

A: Dopamin-Agonisten sind Medikamente, die die Dopaminrezeptoren im Gehirn direkt stimulieren. Sie ahmen die Wirkung von Dopamin nach und helfen so, motorische Symptome zu verbessern. Beispiele hierfür sind Pramipexol und Ropinirol.

5: Gibt es Medikamente, die den Abbau von Dopamin hemmen?

A: Ja, Monoaminoxidase-Hemmer vom Typ B (MAO-B) wie Selegilin und Rasagilin hemmen den Abbau von Dopamin im Gehirn. Dies trägt dazu bei, die

Wirkung von Dopamin zu verlängern und die Parkinson-Symptome zu kontrollieren.

6: Was sind Anticholinergika und wie werden sie bei der Behandlung der Parkinson-Krankheit eingesetzt?

A: Anticholinergika wie Trihexyphenidyl können bei einigen Parkinson-Patienten das Zittern und die Steifheit lindern. Sie wirken, indem sie die Aktivität von Acetylcholin, einem Neurotransmitter, der bei der Parkinson-Krankheit im Ungleichgewicht sein kann, verringern.

7: Kann die tiefe Hirnstimulation als Behandlung für die Parkinson-Krankheit angesehen werden?

A: Ja, die tiefe Hirnstimulation (DBS) ist eine chirurgische Behandlung, bei der Elektroden in bestimmte Bereiche des Gehirns implantiert werden. Diese Elektroden geben elektrische Impulse ab, um die abnorme neuronale Aktivität zu modulieren, und können bei einigen Parkinson-Patienten die Symptome wirksam lindern.

8: Wie unterscheidet sich die Wahl der Medikamente für die verschiedenen Stadien der Parkinson-Krankheit?

A: Die Wahl des Medikaments kann je nach Stadium der Parkinson-Krankheit und der Schwere der Symptome variieren. In den frühen Stadien können Medikamente wie Levodopa oder Dopamin-Agonisten ausreichend sein. Wenn die Krankheit fortschreitet, kann eine Anpassung der Art und Dosierung der Medikamente erforderlich sein.

9: Was sind einige häufige Nebenwirkungen von Antiparkinsonmitteln?

A: Häufige Nebenwirkungen können Übelkeit, Schwindel, Verstopfung und Schlafstörungen sein. Die langfristige Einnahme von Levodopa kann zu motorischen Schwankungen und Dyskinesien (unwillkürlichen Bewegungen) führen. Das Ansprechen auf die Medikamente kann individuell unterschiedlich sein.

10: Wie wichtig ist eine individuelle Behandlung bei der Behandlung der Parkinson-Krankheit?

A: Eine individuelle Behandlung ist bei der Behandlung der Parkinson-Krankheit von entscheidender Bedeutung. Die Wahl des Medikaments, die Dosierung und der Behandlungsansatz sollten auf die spezifischen Bedürfnisse und Reaktionen jedes Patienten zugeschnitten sein. Regelmäßige Überwachung und Anpassungen sind oft notwendig, um die Symptomkontrolle zu optimieren und die Nebenwirkungen zu minimieren.

ANTIPSYCHOTIKA UND MEDIKAMENTE GEGEN ANGSTZUSTÄNDE

1: Was sind Angststörungen und was sind ihre häufigsten Symptome?

A: Angststörungen sind eine Gruppe von psychischen Erkrankungen, die durch übermäßige Sorgen, Angst und Nervosität gekennzeichnet sind. Häufige Symptome sind Unruhe, Reizbarkeit, Muskelverspannungen, Konzentrationsschwierigkeiten und Schlafstörungen.

2: Wie wirken Medikamente gegen Angstzustände?

A: Medikamente gegen Angstzustände wirken in erster Linie durch die Beeinflussung von Neurotransmittern im Gehirn, insbesondere der Gamma-Aminobuttersäure (GABA). GABA ist ein hemmender Neurotransmitter, der dazu beiträgt, übermäßige neuronale Aktivität zu beruhigen, was zu einer Verringerung der Angstsymptome führt.

3: Was sind Benzodiazepine, und wie werden sie in der Angstbehandlung eingesetzt?

A: Benzodiazepine, wie Lorazepam, Diazepam und Alprazolam, sind eine Klasse von angstlösenden Medikamenten, die die Wirkung von GABA verstärken. Sie haben einen schnellen Wirkungseintritt und werden häufig zur kurzfristigen Linderung akuter Angstsymptome eingesetzt.

4: Gibt es Medikamente gegen Angstzustände, die keine Benzodiazepine sind?

A: Ja, es gibt Medikamente, die nicht aus der Gruppe der Benzodiazepine stammen und zur Behandlung von Angstzuständen eingesetzt werden, wie z. B. selektive Serotonin-Wiederaufnahmehemmer (SSRIs) und Serotonin-Noradrenalin-Wiederaufnahmehemmer (SNRIs). Diese Medikamente, darunter Sertralin und Venlafaxin, werden häufig zur langfristigen Behandlung von Angststörungen verschrieben.

5: Wie wirkt Buspiron, und welche Rolle spielt es bei der Behandlung von Angstzuständen?

A: Buspiron ist ein Nicht-Benzodiazepin-Anxiolytikum, das auf Serotoninrezeptoren wirkt. Es wird für die Langzeitbehandlung der generalisierten Angststörung eingesetzt. Buspiron verursacht nicht die mit Benzodiazepinen verbundenen Probleme der Sedierung und Abhängigkeit.

6: Können Medikamente gegen Angstzustände auch zur Behandlung anderer Erkrankungen eingesetzt werden?

A: Ja, Medikamente gegen Angstzustände, insbesondere SSRIs und SNRIs, werden häufig auch zur Behandlung anderer Erkrankungen als Angstzustände eingesetzt, einschließlich bestimmter Gemütszustände wie Depressionen und Zwangsstörungen (OCD).

7: Was sind die möglichen Nebenwirkungen von Benzodiazepinen?

A: Häufige Nebenwirkungen von Benzodiazepinen sind Schläfrigkeit, Schwindel und Koordinationsprobleme. Langfristiger Gebrauch kann zu Toleranz, Abhängigkeit und Entzugserscheinungen beim Absetzen führen.

8: Gibt es Überlegungen zur Verwendung von Medikamenten gegen Angstzustände während der Schwangerschaft und Stillzeit?

A: Es ist wichtig, die Risiken und Vorteile von Medikamenten gegen Angstzustände während der Schwangerschaft und Stillzeit sorgfältig abzuwägen. Einige Medikamente, wie z. B. Benzodiazepine, können Risiken für den sich entwickelnden Fötus bergen, so dass Alternativen oder Anpassungen in Betracht gezogen werden sollten.

9: Können Medikamente gegen Angstzustände zur Gewohnheit werden?

A: Insbesondere Benzodiazepine haben das Potenzial zur Abhängigkeit und Sucht, wenn sie nicht wie vorgeschrieben verwendet werden. Es ist wichtig, dass die Betroffenen die Empfehlungen ihres medizinischen Betreuers bezüglich der Dosierung und der Dauer der Einnahme befolgen.

10: Wie wird die Wahl des Medikaments gegen Angstzustände für eine Person getroffen?

A: Die Wahl des Medikaments zur Behandlung von Angstzuständen hängt von verschiedenen Faktoren ab, darunter die spezifische Angststörung, der Schweregrad der Symptome, das individuelle Ansprechen auf die Medikamente und das Vorhandensein von Begleiterkrankungen. Eine medizinische Fachkraft wird eine gründliche Untersuchung durchführen, um den am besten geeigneten Behandlungsplan zu bestimmen

ABSCHNITT IV

1. Herzglykoside und Medikamente
2. Antiarrhythmie-Medikamente
3. Antianginale und andere antiischämische Mittel
4. Antihypertensives Medikament

HERZGLYKOSIDE UND MEDIKAMENTE

1: Was sind Herzglykoside?

A: Herzglykoside sind eine Gruppe von Verbindungen, die in bestimmten Pflanzen vorkommen, wobei Digitalis (aus Fingerhut) eines der bekanntesten Beispiele ist. Diese Verbindungen haben eine spezifische Wirkung auf das Herz und werden in der Medizin zur Behandlung von Herzkrankheiten eingesetzt.

2: Wie wirken die Herzglykoside?

A: Herzglykoside, wie Digoxin und Digitoxin, wirken in erster Linie durch Hemmung der Natrium-Kalium-Pumpe in den Herzmuskelzellen. Durch diese Hemmung erhöht sich die intrazelluläre Kalziumkonzentration, was zu einer gesteigerten Kontraktilität des Herzens (Kraft der Herzmuskelkontraktionen) führt.

3: Welche Krankheiten werden mit Herzglykosiden behandelt?

A: Herzglykoside werden häufig zur Behandlung von Herzinsuffizienz und bestimmten Herzrhythmusstörungen (unregelmäßiger Herzschlag) eingesetzt. Sie tragen dazu bei, die Effizienz der Pumpleistung des Herzens zu verbessern und können bei der Behandlung von Symptomen im Zusammenhang mit Herzerkrankungen hilfreich sein.

4: Was ist der Unterschied zwischen Digoxin und Digitoxin?

A: Digoxin und Digitoxin sind beides Herzglykoside, die sich jedoch in ihren Quellen und chemischen Strukturen unterscheiden. Digoxin wird aus den Blättern der Fingerhutpflanze (Digitalis purpurea) gewonnen, während Digitoxin in den Blättern verschiedener Digitalis-Arten vorkommt. Beide haben ähnliche Auswirkungen auf das Herz.

5: Was ist der therapeutische Bereich für Digoxin?

A: Der therapeutische Bereich für Digoxin ist relativ eng, und die Aufrechterhaltung der richtigen Blutkonzentration ist entscheidend für seine

Wirksamkeit und Sicherheit. Die Überwachung des Digoxin-Serumspiegels ist üblich, um sicherzustellen, dass die Patienten die richtige Dosis erhalten.

6: Was sind die möglichen Nebenwirkungen von Herzglykosiden?

A: Häufige Nebenwirkungen von Herzglykosiden sind Übelkeit, Erbrechen, Appetitlosigkeit und Sehstörungen. Eine Toxizität kann zu schwerwiegenderen Auswirkungen wie Herzrhythmusstörungen, Verwirrtheit und in extremen Fällen zu lebensbedrohlichen Ereignissen führen. Überwachung und Dosisanpassung sind zur Vermeidung von Toxizität unerlässlich.

7: Wie überwachen Gesundheitsdienstleister Patienten, die mit Herzglykosiden behandelt werden?

A: Die Überwachung von Patienten, die mit Herzglykosiden behandelt werden, umfasst regelmäßige Untersuchungen von Herzfrequenz, Herzrhythmus, Blutdruck und Digoxin-Serumspiegel. Auch die Elektrolytwerte, insbesondere der Kaliumspiegel, werden überwacht, da ein Ungleichgewicht die Reaktion auf diese Medikamente beeinflussen kann.

8: Können Herzglykoside mit anderen Medikamenten interagieren?

A: Ja, Herzglykoside können mit anderen Medikamenten interagieren und deren Absorption, Verteilung, Metabolismus oder Ausscheidung beeinflussen.

Medikamente, die den Kaliumspiegel verändern oder mit denselben Transportmechanismen konkurrieren, können die Wirkung von Herzglykosiden beeinflussen.

9: Gibt es Kontraindikationen für die Verwendung von Herzglykosiden?

A: Zu den Kontraindikationen für die Anwendung von Herzglykosiden gehören bestimmte Herzerkrankungen, wie z. B. Herzblock oder Kammerflimmern.

Personen mit einer Überempfindlichkeitsreaktion auf diese Medikamente sollten sie ebenfalls nicht einnehmen.

10: Können Herzglykoside bei pädiatrischen Patienten eingesetzt werden?

A: Die Anwendung von Herzglykosiden bei pädiatrischen Patienten wird im Allgemeinen sorgfältig abgewogen, und die Dosierung wird auf der Grundlage des Gewichts und des Alters des Kindes angepasst. Die Überwachung möglicher Nebenwirkungen und die Aufrechterhaltung angemessener therapeutischer Werte sind von wesentlicher Bedeutung.

ANTIARYTHRMISCHE MEDIKAMENTE

1. Nennen Sie antiarythrmische Medikamente

A. Klasse I. Natriumkanalblocker

A. Verlängerte Repolarisierung - Chinidin, Procainamid, Disopyramid, Moricizin

B. Verkürzung der Repolarisation - Lignocain, Mexiletin, Phenytoin

C. Geringe Auswirkungen auf die Repolarisierung - Encainid, Flecainid, Propafenon

Klasse II. β-adrenerge Blocker (senken den Sympathikustonus) - Propranolol, Acebutolol, Esmolol usw.

Klasse III. K+-Kanalblocker (Verlängern die Repolarisation) - Amiodaron, Bretylium, Sotalol, Dofetilid, Ibutilid

Klasse IV. Ca++-Kanalblocker (verlängern die Erregungsleitung und die Refraktärität insbesondere im SA- und AV-Knoten) - Verapamil, Diltiazem

2: Was sind die wichtigsten Arten von Herzrhythmusstörungen, die mit Antiarrhythmika behandelt werden können?

A: Antiarrhythmika werden zur Behandlung verschiedener Herzrhythmusstörungen eingesetzt, darunter Vorhofflimmern, Vorhofflattern, Kammertachykardie und Kammerflimmern. Bei diesen Erkrankungen kommt es zu Störungen der normalen elektrischen Aktivität des Herzens.

3: : Wie wirken Antiarrhythmika?

A: Antiarrhythmika wirken durch Beeinflussung der elektrischen Eigenschaften der Herzzellen. Sie können Ionenkanäle beeinflussen, die Dauer des Aktionspotenzials verändern oder die Refraktärzeit modifizieren, um einen regelmäßigeren Herzrhythmus wiederherzustellen.

4: Was sind Antiarrhythmika der Klasse I?

A: Antiarrhythmika der Klasse I wirken in erster Linie durch Blockierung der Natriumkanäle im Herzen. Sie werden aufgrund ihrer spezifischen Auswirkungen auf die Dauer und die Kinetik des Aktionspotenzials in weitere Unterklassen (Ia, Ib und Ic) unterteilt.

5: Können Sie Beispiele für Antiarrhythmika der Klasse I nennen?

A: Beispiele für Antiarrhythmika der Klasse Ia sind Chinidin und Procainamid. Zur Klasse Ib gehören Medikamente wie Lidocain und Mexiletin. Zu den Medikamenten der Klasse Ic gehören Flecainid und Propafenon.

6: Was sind Antiarrhythmika der Klasse II?

A: Antiarrhythmika der Klasse II sind Betablocker. Sie wirken, indem sie die Wirkung von Adrenalin (Epinephrin) auf das Herz blockieren und dadurch die Herzfrequenz und die Kontraktionskraft verringern.

7: Was sind Antiarrhythmika der Klasse III?

Antiarrhythmika der Klasse III wirken hauptsächlich auf Kaliumkanäle, verzögern die Repolarisierung und verlängern die Dauer des Aktionspotenzials. Beispiele hierfür sind Amiodaron, Sotalol und Dofetilid.

8: Wie wirken die Antiarrhythmika der Klasse IV?

A: Antiarrhythmika der Klasse IV sind Kalziumkanalblocker. Sie hemmen die Bewegung von Kalziumionen in die Herzzellen, wodurch sich die Herzfrequenz verlangsamt und die Kontraktionskraft verringert.

9: Können Antiarrhythmika proarrhythmische Wirkungen haben?

A: Ja, Antiarrhythmika haben das Potenzial, Proarrhythmien auszulösen, d. h. sie können zur Entwicklung neuer oder zur Verschlimmerung von Arrhythmien führen. Dieses Risiko unterstreicht die Bedeutung einer sorgfältigen Überwachung und individueller Behandlungspläne.

10: Werden Antiarrhythmika in Notfallsituationen eingesetzt? A9: In bestimmten Notfallsituationen, z. B. bei lebensbedrohlichen Herzrhythmusstörungen, kann die intravenöse Verabreichung von Antiarrhythmika in Betracht gezogen werden.

Ihr Einsatz in Notfällen hängt jedoch häufig von der spezifischen Arrhythmie und dem klinischen Kontext ab.

11: Welche Faktoren beeinflussen die Wahl eines Antiarrhythmikums für einen bestimmten Patienten?

A: Die Wahl des Antiarrhythmikums hängt von Faktoren wie der Art der Arrhythmie, der zugrunde liegenden Herzerkrankung, dem allgemeinen Gesundheitszustand des Patienten und der Einnahme anderer Medikamente ab. Ein individueller Behandlungsplan und eine sorgfältige Überwachung sind unerlässlich.

BLUTDRUCKSENKENDE MEDIKAMENTE

1: Was ist Bluthochdruck, und warum ist es wichtig, ihn zu kontrollieren?

A: Hypertonie oder Bluthochdruck ist eine Erkrankung, bei der der Druck des Blutes gegen die Arterienwände ständig zu hoch ist. Unbehandelt kann Bluthochdruck zu ernsthaften gesundheitlichen Komplikationen wie Herzerkrankungen, Schlaganfall und Nierenschäden führen.

2: Welches sind die wichtigsten Klassen blutdrucksenkender Medikamente?

A: Es gibt mehrere Klassen von blutdrucksenkenden Medikamenten, darunter:

- Angiotensin-konvertierende Enzyme (ACE-Hemmer)
- Angiotensin-II-Rezeptorblocker (ARBs)
- Kalziumkanalblocker
- Diuretika
- Betablocker
- Alpha-Blocker
- Zentrale Agonisten
- Direkte Renin-Hemmer

3: Wie wirken ACE-Hemmer?

A: ACE-Hemmer blockieren die Umwandlung von Angiotensin I in Angiotensin II, ein Hormon, das die Blutgefäße verengt und den Blutdruck erhöht. Indem sie diesen Prozess hemmen, senken ACE-Hemmer den Blutdruck.

4: Welche Rolle spielen ARBs bei der Behandlung von Bluthochdruck?

A: ARBs blockieren die Wirkung von Angiotensin II, indem sie an dessen Rezeptoren binden, was zu einer Vasodilatation (Entspannung der Blutgefäße) und einer Senkung des Blutdrucks führt.

5: Wie wirken Kalziumkanalblocker blutdrucksenkend?

A: Calciumkanalblocker hemmen den Eintritt von Calcium in die Muskelzellen des Herzens und der Blutgefäße. Diese Entspannung der Blutgefäße und die geringere Arbeitsbelastung des Herzens führen zu einer Senkung des Blutdrucks.

6: Welche Rolle spielen Diuretika bei der Behandlung von Bluthochdruck?

A: Diuretika erhöhen die Ausscheidung von Natrium und Wasser über die Nieren, wodurch sich das Blutvolumen verringert und somit der Blutdruck sinkt.

7: Wie wirken Betablocker bei der Behandlung von Bluthochdruck?

A: Betablocker verringern die Herzfrequenz und die Kontraktionskraft, was zu einer verringerten Herzleistung und einem niedrigeren Blutdruck führt. Sie blockieren auch die Wirkung von Adrenalin.

8: Was ist der Wirkmechanismus von Alphablockern bei der Behandlung von Bluthochdruck?

A: Alphablocker entspannen die glatte Muskulatur der Blutgefäße, wodurch das Blut leichter fließen kann und der Blutdruck gesenkt wird.

9: Was sind zentrale Agonisten, und wie wirken sie bei Bluthochdruck?

A: Zentrale Agonisten wirken auf das zentrale Nervensystem, um die Nervensignale zu reduzieren, die eine Verengung der Blutgefäße bewirken, was zu einer Senkung des Blutdrucks führt.

10: Was sind direkte Reninhemmer, und wie senken sie den Blutdruck?

A: Direkte Reninhemmer blockieren die Wirkung von Renin, einem Enzym, das an der Regulierung des Blutdrucks beteiligt ist. Durch die Hemmung von Renin reduzieren diese Medikamente die Produktion von Angiotensin II.

11: Sind Änderungen des Lebensstils bei der Behandlung von Bluthochdruck wichtig?

A: Ja, Änderungen des Lebensstils, wie eine gesunde Ernährung, regelmäßige Bewegung, Gewichtskontrolle und eine reduzierte Natriumaufnahme, sind wichtige Bestandteile der Hypertoniebehandlung. Medikamente werden oft in Verbindung mit Änderungen der Lebensweise verschrieben.

12: Können blutdrucksenkende Medikamente Nebenwirkungen haben?

A: Ja, blutdrucksenkende Medikamente können Nebenwirkungen haben, die je nach Medikamentenklasse variieren. Häufige Nebenwirkungen können Schwindel, Müdigkeit und Elektrolytstörungen sein. Es ist wichtig, dass Sie sich der möglichen Nebenwirkungen bewusst sind und alle Bedenken Ihrem medizinischen Betreuer mitteilen.

13: Wie oft sollte der Blutdruck während einer antihypertensiven Behandlung kontrolliert werden?

A: Im Rahmen der Bluthochdruckbehandlung sollte der Blutdruck regelmäßig kontrolliert werden. Die Häufigkeit der Überwachung hängt von der Schwere des Bluthochdrucks und der Stabilität der Blutdruckkontrolle ab.

ABSCHNITT V

CHEMOTHERAPIE

ABSCHNITT V

CHEMOTHERAPIE

1 . Name Sulfonamide

A. 1. Kurz wirksame Sulfisoxazole, Sulfadiazine

2. Intermediär wirkendes Sulfamethoxazol

3. Langwirksames Sulfamethoxypyridazin, Sulfadoxin

4. Schlecht absorbiertes Sulfasalazin

5. Topisch Sulfacetamid, Mefenid Silbersulfadiazin

2 Was ist Cotrimoxazol?

A. Die Kombination von Trimethoprim und Sulfamethoxazol ist Cotrimoxazol. Trimethoprim ist gegen mehrere grampositive und gramnegative Organismen wirksam. Wird es jedoch als alleiniges Mittel verwendet, entwickelt sich schnell eine Resistenz.

3 Verwendungen von Naldixinsäure

A. Nalidixinsäure wird bei unkomplizierten Harnwegsinfektionen und Durchfallerkrankungen aufgrund von E. coli, Shigella und Proteus eingesetzt (GRAMONEG 0,5-1g 3-4 mal täglich). Oxalinsäure und Cinoxacin haben ähnliche Eigenschaften und Anwendungen wie Nalidixinsäure.

4 . Name Flurochinolone

A. Zu den Fluorqui-nolonen (FQ) gehören Norfloxacin, Ciprofloxacin, Pefloxacin, Ofloxacin, Lomefloxacin und Sparfloxacin - viele weitere kommen hinzu. Zu den neueren Wirkstoffen gehören Trovafloxacin, Gatifloxacin, Moxifloxacin und Clinafloxacin.

5 .Name Beta-Lactam-Antibiotika

A. A. Natürlich - Penicillin G

B. Halbsynthetisch

1. Säureresistentes Penicillin V

2. Penicillinase-resistent - Methicillin, Oxacillin, Cloxacillin, Nafcillin

3. Aminopenicilline - Ampicillin, Bacampicillin, Amoxicillin

4. Antipseudomonische Penicilline

- Carboxypenicilline - Carbenicillin, Ticarcillin
- Ureidopenicilline - Azlocillin, Mezlocillin, Piperacillin

6 Verwendungen von Beta-Laktam-Antibiotika

A.Syphilis

Meningokokken-Infektionen

Staphylokokken-Infektionen

Aktinomykose

Gasgangrän

7 .Name Cephalosporine

A. Cephalothin der ersten Generation

Cephalexin Cefazolin

Cefadroxil

Cefamandole der zweiten Generation

Cefachlor

Cefuroxim

Cefuroxim

Cefoteta

Dritte Generation

Cefotaxim

Cefixim

Ceftrioxon

Cefpodoxim

Cefoperazon Proxetil

Ceftizoxim

Cefdinir

Ceftazidim

Ceftibuten

Vierte Generation

Cefepim

Cefpirom

8. Name Tetracycline

A. Tetracycline

Semisynthetische Derivate

Chlortetracyclin

Demeclocyclin

Tetracyclin

Methacyclin

Oxytetracyclin

Doxycyclin

Minocyclin

9 Verwendungen von Tetracyclin

A. A. Tetracycline sind die Medikamente der Wahl bei

1. Rickettsieninfektionen Alle Rickettsieninfektionen sprechen auf Tetracycline an.

2. Chlamydieninfektionen: - Lymphogranuloma venereum - Tetracycline werden 2 Wochen lang verabreicht - Trachom - sowohl topische als auch orale Tetracycline sind erforderlich - Einschlusskonjunktivitis.

3. Atypische Lungenentzündung aufgrund von Mycoplasma pneumoniae

4. Cholera Tetracycline verkürzen die Krankheitsdauer und sind von adjuvantem Wert.

5. Brucellose Doxycyclin 200 mg + Rifampicin 600 mg täglich für 6 Wochen ist die Behandlung der Wahl

10 Verwendungen von Makroliden

A. 1. Orodentalinfektionen-Erythromycin wird recht häufig zur Vorbeugung und Behandlung von orodentalen Infektionen einschließlich Infektionen nach Extraktionen, periapikalen Abszessen und anderen infizierten parodontalen Läsionen eingesetzt. Es ist auch das bevorzugte Antibiotikum bei Patienten, die allergisch auf Penicilline reagieren.

2. Atypische Lungenentzündung kann durch Erreger wie Mykoplasmen, Chlamydien und Legionellen verursacht werden. Atypische Lungenentzündung aufgrund von Mycoplasma pneumoniae - Erythromycin ist das Mittel der Wahl - 500 mg 6 Stunden lang oral oder intravenös.

3. Legionärs-Pneumonie - wird 10 bis 14 Tage lang mit Erythromycin behandelt. Vorzugsweise wird Erythromycin intravenös verabreicht. Azithromycin gilt heute als das Mittel der Wahl.

11 Name der bei Tuberkulose verwendeten Medikamente

A. - Medikamente der ersten Wahl Isoniazid, Rifampicin, Pyrazinamid, Ethambutol, Streptomycin.

- Medikamente der zweiten Wahl Ethionamid, Thiacetazon, para-Aminosalicylsäure (PAS), Amikacin, Ciprofloxacin, Capreomycin, Cycloserin, Rifabutin, Kanamycin.

\ Auf der Grundlage der antituberkulären Aktivität können die Medikamente in folgende Gruppen eingeteilt werden: - Tuberkulozide Wirkstoffe - Isoniazid, Rifampicin, Streptomycin, Pyrazinamid, Capreomycin,

Kanamycin, Ciprofloxacin. - Tuberkulostatika - Ethambutol, Ethionamid, Thiacetazon, Cycloserin

12 .name drugs used in Leprosy

A. - Sulfone: Dapson - Rifampicin - Clofazimin - Ethionamid und Protionamid

13 .Name Antimykotika

A. 1. Polyen-Antibiotika - Amphotericin B, Nystatin, Hamycin, Natamycin

Sonstiges-Griseofulvin

2. Antimetaboliten Flucytosin (5-FC)

3. Azole Imidazole Clotrimazol, Econazol, Miconazol, Ketoconazol, Butaconazol, Oxiconazol, Sulconazol, Isoconazol. Triazole Fluconazol, Itraconazol, Terconazol.

4. Sonstiges Terbinafin, Pneumocandine

14 .name Mittel gegen Herpesviren

A. Acyclovir, Ganciclovir, Famciclovir, Penciclovir, Valaciclovir, Idoxuridin, Trifluridin, Vidarabin, Foscarnet, Fomivirsen, Cidofovir

15. **Name Anti-Influenza-Virus-Wirkstoffe**

A. Amantadin, Rimantadin, Oseltamivir, Zanamivir.

16. **Name antiretrovirale Mittel**

A. Anti-retrovirale Mittel

- Nukleosid-Reverse-Transkriptase-Hemmer (NRTI) Zidovudin, Didanosin, Stavudin, Zalcitabin, Lamivudin, Abacavir
- Nonnuklease-Reverse-Transkriptase-Hemmer (NNRTI) Nevirapin, Efavirenz, Delavirdin
- Proteasehemmer (PI) Saquinavir, Indinavir, Ritonavir, Nelfinavir, Amprenavir, Lopinavir
- Nukleotid-Reverse-Transkriptase-Inhibitoren. (NTRTI), Tenofovir

17. **Medikamente gegen Malaria**

A. 4-Aminochinoline Chloroquin, Amodiaquin 8-Aminochinoline Primaquin, Bulaquin Chinolinmethanole Chinin, Chinidin, Mefloquin Acridin Mepacrin Folatantagonisten Proguanil, Sulfadoxin, Pyrimethamin Phenanthrenmethanol Halofantrin, Atovaquon Sesquiterpinlactone Artesunat, Artemether, Arteether

18. **Antiamoebische Medikamente**

A. 1. Medikamente, die sowohl bei intestinaler als auch extraintestinaler Amöbiasis wirksam sind Metronidazol, Tinidazol, Secnidazol, Ornidazol, Satranidazol, Emetin Dehydroemetin.

2. Medikamente, die nur bei intestinaler Amöbiasis wirksam sind (Luminal-Amöbizide) Diloxanidfuroat, Quiniodochlor, Iodoquinol, Tetracyline.

3. Nur bei extraintestinaler Amöbiasis wirksame Medikamente Chloroquin

19 Verwendungen von Metronidiazol

A. 1. Anaerobe Infektionen

2. Amöbiasis - Metronidazol ist das Mittel der Wahl bei allen Formen der Amöbiasis in einer Dosis von 400-800 mg TDS für 7-10 Tage. Aber es beseitigt die Zysten nicht.

3. Trichomonas-Vaginitis - Metronidazol 200 mg TDS für 7 Tage ist das Mittel der Wahl.

4. Giardiasis - Metronidazol in einer Dosierung von 200 mg TDS über 7 Tage ist die Behandlung der Wahl.

5. H. pylori-Infektionen bei Patienten mit Magengeschwüren können mit einer Kombination aus Metronidazol, Clarithromycin und Omeprazol/Ranitidin behandelt werden.

6. Pseudomembranöse Kolitis aufgrund von Clostridium difficile - spricht auf Metronidazol an.

7. Dracunculose Metronidazol erleichtert die Extraktion des Guineawurms

20 .Name Antihelminthische Medikamente

A. Mebendazol

Albendazol

ABSCHNITT VI

MEDIKAMENTE FÜR DEN MAGEN-DARM-TRAKT

ABSCHNITT VI

MEDIKAMENTE FÜR DEN MAGEN-DARM-TRAKT

1: Welchen Zweck erfüllen Antazida in der Magen-Darm-Behandlung?

A: Antazida werden verwendet, um die Magensäure zu neutralisieren und so Symptome wie Verdauungsstörungen, Sodbrennen und sauren Reflux zu lindern.

2: Wie wirken Protonenpumpenhemmer (PPI) im Magen-Darm-Trakt?

A: PPIs reduzieren die Produktion von Magensäure durch Hemmung der Protonenpumpe in der Magenschleimhaut. Sie werden häufig zur Behandlung von Erkrankungen wie GERD, Magengeschwüren und dem Zollinger-Ellison-Syndrom eingesetzt.

3: Welche Rolle spielen H2-Blocker für die Gesundheit des Magen-Darm-Trakts?

A: H2-Blocker oder Histamin-2-Rezeptor-Antagonisten verringern die Magensäureproduktion. Sie werden zur Behandlung von Erkrankungen wie GERD, Magengeschwüren und Ösophagitis eingesetzt.

4: Wie helfen prokinetische Mittel bei Magen-Darm-Erkrankungen?

A: Prokinetische Mittel verbessern die Bewegung des Magen-Darm-Trakts und helfen bei Erkrankungen wie Gastroparese und Reflux, indem sie koordinierte Kontraktionen fördern.

5: Welchen Zweck erfüllen Abführmittel in der Magen-Darm-Medizin?

A: Abführmittel werden verwendet, um Verstopfung zu lindern, indem sie den Stuhlgang fördern. Sie können über verschiedene Mechanismen wirken, z. B. indem sie das Volumen erhöhen, die Kontraktionen anregen oder den Stuhl weicher machen.

6: Welchen Beitrag leisten antiemetische Medikamente zur Behandlung des Magen-Darm-Trakts?

A: Antiemetika werden eingesetzt, um Übelkeit und Erbrechen vorzubeugen oder zu lindern, was sie für die Behandlung von Krankheiten wie chemotherapiebedingter Übelkeit und Reisekrankheit wertvoll macht.

7: Welche Rolle spielen gastrointestinale Schutzmittel wie Sucralfat?

A: Magen-Darm-Schutzmittel wie Sucralfat bilden eine schützende Barriere auf der Magenschleimhaut und helfen so bei der Behandlung und Vorbeugung von Geschwüren.

8: Wie helfen Pankreasenzyme bei der Verdauung?

A: Pankreasenzympräparate enthalten Verdauungsenzyme, die bei der Verdauung von Fetten, Proteinen und Kohlenhydraten helfen. Sie werden bei Personen mit Pankreasinsuffizienz eingesetzt.

9: Bei welchen Erkrankungen des Magen-Darm-Trakts werden Gallensäure-Sequestriermittel eingesetzt?

A: Gallensäuresequestratoren werden zur Senkung des Cholesterinspiegels eingesetzt und können auch bei der Behandlung bestimmter Arten von Durchfall hilfreich sein.

10: Wozu dienen Magenschleimhautschutzmittel wie Misoprostol?

A: Magenschleimhautschutzmittel wie Misoprostol tragen zum Schutz der Magenschleimhaut bei und werden bei der Behandlung von Magengeschwüren eingesetzt, insbesondere bei solchen, die durch NSAIDs ausgelöst werden.

11: Wie wirken Antidiarrhoika wie Loperamid bei Magen-Darm-Erkrankungen?

A: Durchfallhemmende Mittel wie Loperamid reduzieren die Darmbewegungen und helfen, den Durchfall zu kontrollieren, indem sie die Darmbewegungen verlangsamen.

12: Können Magen-Darm-Medikamente Nebenwirkungen haben?

A: Ja, Magen-Darm-Medikamente können Nebenwirkungen haben, die vom jeweiligen Medikament abhängen. Häufige Nebenwirkungen können Übelkeit, Durchfall, Verstopfung und in einigen Fällen auch schwerwiegendere unerwünschte Wirkungen sein.

13 Antazida

A.

- **Zweck:** Antazida neutralisieren die Magensäure und werden häufig verwendet, um die Symptome von Verdauungsstörungen, Sodbrennen und saurem Reflux zu lindern.
- **- Beispiele:** Tums, Rolaids, Maalox.

14 Protonenpumpeninhibitoren (PPIs)

A.

- **Zweck:** PPIs reduzieren die Produktion von Magensäure und werden zur Behandlung von Erkrankungen wie der gastroösophagealen Refluxkrankheit (GERD), Magengeschwüren und dem Zollinger-Ellison-Syndrom eingesetzt.
- **Beispiele:** Omeprazol (Prilosec), Esomeprazol (Nexium), Lansoprazol (Prevacid).

15 .H2-Blocker (Histamin-2-Rezeptor-Antagonisten):

A.

- **Zweck:** H2-Blocker reduzieren die Produktion von Magensäure und werden zur Behandlung von Erkrankungen wie GERD, Magengeschwüren und bestimmten Speiseröhrenproblemen eingesetzt.
- **Beispiele:** Ranitidin (Zantac), Famotidin (Pepcid), Cimetidin (Tagamet).

16 Prokinetische Wirkstoffe

A.

- **Zweck:** Prokinetika helfen, die Bewegung des Magen-Darm-Trakts zu verbessern und können zur Behandlung von Erkrankungen wie Gastroparese und saurem Reflux eingesetzt werden.
- **Beispiele:** Metoclopramid (Reglan), Domperidon.

17 Abführmittel:

A.

- **Zweck:** Abführmittel fördern die Darmbewegung und werden zur Linderung von Verstopfung eingesetzt.
- **Beispiele:** Volumenbildende Abführmittel (Psyllium), stimulierende Abführmittel (Bisacodyl), osmotische Abführmittel (Polyethylenglykol).

18 Antidiarrhoische Wirkstoffe:

A.

- **Zweck:** Antidiarrhoika helfen bei der Kontrolle von Durchfallerkrankungen.
- **Beispiele:** Loperamid (Imodium), Wismut-Subsalicylat (Pepto-Bismol).

19. antiemetische Mittel

A.

- **Zweck:** Antiemetika werden zur Vorbeugung oder Behandlung von Übelkeit und Erbrechen eingesetzt.
- **Beispiele:** Ondansetron (Zofran), Prochlorperazin (Compazin), Metoclopramid.

20. GI Schutzmittel

A.
- **Zweck:** GI-Schutzmittel tragen zum Schutz der Magen- und Darmschleimhaut bei.
- **Beispiele:** Sucralfat (Carafate).

21 Schützende Wirkstoffe für die Magenschleimhäute

A.
- **Zweck:** Diese Mittel schützen die Magenschleimhaut und werden bei der Behandlung von Magengeschwüren eingesetzt.
- **Beispiele:** Misoprostol.

22 Pankreasenzym-Ergänzungen

A.
- **Zweck:** Diese Nahrungsergänzungsmittel unterstützen die Verdauung durch die Bereitstellung von Enzymen für Personen mit Pankreasinsuffizienz.
- **Beispiele:** Pankreaslipase.

23. Gallensäure-Sequestrierungsmittel

A.
- **Zweck:** Gallensäuresequestratoren können zur Behandlung bestimmter Arten von Durchfallerkrankungen eingesetzt werden und können auch zur Senkung des Cholesterinspiegels beitragen.
- **Beispiele:** Cholestyramin, Colesevelam.

ABSCHNITT VII

MEDIKAMENTE FÜR DIE ATEMWEGE

ABSCHNITT VII

MEDIKAMENTE FÜR DAS ATMUNGSSYSTEM

1: Was ist Bronchialasthma?

A: Asthma bronchiale ist eine chronische entzündliche Erkrankung der Atemwege, die durch wiederkehrende Anfälle von Atemnot, Engegefühl in der Brust und Husten gekennzeichnet ist. Es handelt sich um eine Form der obstruktiven Lungenerkrankung.

2: Was verursacht Asthma bronchiale?

A: Die genaue Ursache von Asthma ist noch nicht vollständig geklärt, aber man geht davon aus, dass eine Kombination aus genetischen und umweltbedingten Faktoren beteiligt ist. Auslöser können Allergene, Atemwegsinfektionen, Luftverschmutzung und die Exposition gegenüber Reizstoffen sein.

3: Was sind die häufigsten Symptome von Asthma bronchiale?

A: Häufige Symptome sind Keuchen (ein pfeifendes Geräusch beim Atmen), Kurzatmigkeit, Engegefühl in der Brust und Husten, vor allem nachts oder am frühen Morgen.

4: Wie wird Asthma bronchiale diagnostiziert?

A: Zur Diagnose gehören eine gründliche Anamnese, eine körperliche Untersuchung und Lungenfunktionstests wie die Spirometrie. Weitere Tests können Allergietests und bildgebende Untersuchungen umfassen.

5: Welche Rolle spielen Bronchodilatatoren bei der Asthmabehandlung?

A: Bronchodilatatoren sind Medikamente, die die Muskeln um die Atemwege herum entspannen und so das Atmen erleichtern. Sie werden häufig als Notfallmedikamente bei akuten Asthmaanfällen und als Erhaltungstherapie zur Kontrolle der Symptome eingesetzt.

6: Was sind inhalative Kortikosteroide, und wie wirken sie bei der Asthmabehandlung?

A: Inhalative Kortikosteroide sind entzündungshemmende Medikamente, die die Entzündung der Atemwege reduzieren. Sie sind eine wichtige Stütze bei der langfristigen Behandlung von Asthma und helfen, Asthmasymptome zu verhindern.

7: Kann Asthma durch Allergien ausgelöst werden?

A: Ja, allergische Reaktionen auf Stoffe in der Luft wie Pollen, Schimmel, Tierhaare und Hausstaubmilben können bei Personen mit allergischem Asthma Asthmasymptome auslösen.

8: Was ist ein Asthma-Aktionsplan, und warum ist er wichtig? A

: Ein Asthma-Aktionsplan ist ein persönliches Dokument, das in Zusammenarbeit mit einem medizinischen Betreuer erstellt wird und in dem beschrieben wird, wie die Asthmasymptome zu bewältigen sind, einschließlich der Medikamente, der zu vermeidenden Auslöser und der Maßnahmen, die bei einer Verschlimmerung der Symptome oder einem Asthmaanfall zu ergreifen sind.

9: Wie trägt die Umweltkontrolle zur Asthmabehandlung bei?

A: Umweltkontrolle bedeutet, die Exposition gegenüber Asthmaauslösern wie Allergenen, Tabakrauch und Luftschadstoffen zu ermitteln und zu minimieren, um die Häufigkeit und Schwere der Asthmasymptome zu verringern.

10: Kann Sport Asthmasymptome auslösen?

A: Eine belastungsinduzierte Bronchokonstriktion (EIB) ist bei Asthmatikern häufig. Mit der richtigen Behandlung und der Verwendung von Bronchodilatatoren vor dem Training können viele Menschen mit Asthma jedoch regelmäßig körperlich aktiv sein.

11: Welche Bedeutung haben Peak-Flow-Messungen bei der Behandlung von Asthma?

A: Die Messung des Spitzenflusses bewertet, wie gut die Luft aus der Lunge strömt, und kann den Betroffenen helfen, ihr Asthma zu überwachen und Veränderungen der Lungenfunktion zu erkennen, um rechtzeitig eingreifen zu können.

12: Gibt es ein Heilmittel für Asthma bronchiale?

A.: Asthma ist zwar nicht heilbar, kann aber mit Medikamenten und einer veränderten Lebensweise wirksam behandelt werden. Viele Menschen mit Asthma führen mit der richtigen Behandlung ein normales, aktives Leben.

13: Wie wichtig ist für Asthmapatienten eine regelmäßige Nachsorge bei einem Gesundheitsdienstleister?

A: Regelmäßige Nachsorgeuntersuchungen bei einem medizinischen Betreuer sind für die Asthmabehandlung entscheidend. Dadurch können die Behandlungspläne angepasst, die Symptome überwacht und alle Bedenken angesprochen werden, um eine optimale Kontrolle der Erkrankung zu gewährleisten.

MEDIKAMENTE GEGEN HUSTEN

1 .**name Medikamente bei Husten**

A. 1. Zentrale Hustenstiller Kodein, Pholkodein, Noscapin, Dextromethorphan, Antihistaminika, Benzonatat.

2. Pharyngeale Demulgatoren Lutschtabletten, Hustenbonbons, Lutschtabletten

3. Expektorantien Kaliumjodid, Guaiphenesin, Ammoniumchlorid,

ABSCHNITT VIII

BLUT

A. INSULIN UND ORALE HYPOGLYKÄMIKA

B. NICHT STEROIDALE ENTZÜNDUNGSHEMMENDE MEDIKAMENTE

ABSCHNITT VIII

BLUT

1 .definieren Haemtainics

A. Hämatinika sind Verbindungen, die für die Blutbildung erforderlich sind und bei der Behandlung von Anämien eingesetzt werden. Zu den Hämatinika gehören Eisen, Vitamin B12 und Folsäure.

2 .Name orale Eisenpräparate

A. 1. Eisensulfat-200 mg tab 2. Eisen(II)-fumarat-200-mg-Tablette 3. Eisengluconat-300 mg Tablette 4. Eisensuccinat-100 mg 5. Eisen-Calcium-Komplex - 5% Eisen 6. Eisenammoniumcitrat-45 mg.

3 .Name Antikoagulanzien

A. 1. In vivo verwendete Antikoagulanzien A.

Schnell wirkend - Heparin

- Heparine mit niedrigem Molgewicht

- Heparinoide - - Heparansulfat - Dextransulfat - Danaparoid - Lepirudin B. Langsam wirkende (orale Antikoagulanzien)

- Cumarin-Derivate: - Bishydroxycumarin - Warfarin-Natrium - Nicoumalone

- Indandion-Derivate: - Phenindion - Diphenadion

4 Unerwünschte Wirkungen von Antikoagulantien

A. Thrombozytopenie

Alopezie

Osteoporose

Hypoaldosteronismus

5 Verwendung von Antikoagulantien

A. Venöse Thrombose
Pulmonale Embolie
Rheumatische Herzklappenerkrankung

6 .Name Thrombolytika

A.Streptokinase
Urokinase
Aniestraplase
Reteplase

7 .Name Antifibrinolytika

A.epsilon-Aminocapronsäure

Transexemische Säure

8 .Name Thrombozytenaggregationshemmer

A. 1. PG-Synthese-Hemmer - Aspirin

2. Phosphodiesterase-Hemmer - Dipyridamol

3. ADP-Antagonisten - Ticlopidin Clopidogrel

4. Glykoprotein-IIb/IIIa-Rezeptor-Antagonisten - Abciximab Eptifibatid Tirofiban

5. Andere - PGI2

9 .Name Koagulanzien

A.Adrenalin
Thrombin-Pulver
Thromboplastin-Pulver
Fibrin

Gelatine-Schaum

10 .einige Hypolipidemika nennen

A. 1. HMG-CoA-Reduktase-Hemmer - Lovastatin Simvastatin Pravastatin Atorvastatin

2. Fibrinsäuren - Gemfibrozil Clofibrat Fenofibrat Bezafibrat Ciprofibrat

3. Gallensäurebindende Harze - Cholestyramin Colestipol

4. Antioxidationsmittel - Probucol

INSULIN UND ORALE HYPOGLYKÄMIEN

1: Was ist der Zweck von oralen Antidiabetika?

A: Orale Antidiabetika werden zur Kontrolle des Blutzuckerspiegels bei Diabetikern eingesetzt. Sie tragen dazu bei, die Insulinsensitivität zu verbessern, die Insulinausschüttung zu erhöhen oder die Produktion von Glukose durch die Leber zu verringern.

2: Welches sind die wichtigsten Klassen von oralen Antidiabetika?

A: Es gibt mehrere Klassen von oralen Antidiabetika, darunter:

- Sulfonylharnstoffe
- Biguanide
- Meglitinide
- Thiazolidindione (TZDs)
- Dipeptidylpeptidase-4 (DPP-4)-Hemmer
- Natrium-Glukose-Co-Transporter-2 (SGLT2)-Hemmer
- Alpha-Glucosidase-Hemmer

3: Wie wirken Sulfonylharnstoffe in der Diabetesbehandlung?

A: Sulfonylharnstoffe regen die Bauchspeicheldrüse zur vermehrten Insulinausschüttung an und tragen so zur Senkung des Blutzuckerspiegels bei. Sie sind wirksam bei Personen mit Typ-2-Diabetes, die noch Insulin produzieren.

4: Welche Rolle spielen Biguanide, wie z. B. Metformin, bei der Diabetesbehandlung?

A: Biguanide, insbesondere Metformin, reduzieren die Produktion von Glukose in der Leber und verbessern die Insulinempfindlichkeit. Sie sind häufig die erste Wahl bei der Behandlung von Typ-2-Diabetes.

5: Wie unterscheiden sich die Meglitinide von den Sulfonylharnstoffen in ihrem Wirkmechanismus?

A. Meglitinide stimulieren die Insulinsekretion der Bauchspeicheldrüse, ähnlich wie Sulfonylharnstoffe. Meglitinide haben jedoch einen schnelleren Wirkungseintritt und eine kürzere Wirkungsdauer.

6: Was ist der Wirkmechanismus von Thiazolidindionen (TZD) in der Diabetesbehandlung?

A: TZDs verbessern die Insulinsensitivität in peripheren Geweben, wie Muskel- und Fettzellen. Sie verringern auch die Glukoseproduktion in der Leber.

7: Wie wirken DPP-4-Hemmer in der Diabetesbehandlung?

A: DPP-4-Hemmer verstärken die Wirkung der Inkretin-Hormone, die die Insulinausschüttung stimulieren und die Glukagonproduktion verringern. Dies trägt zur Regulierung des Blutzuckerspiegels bei.

8: Welche Rolle spielen SGLT2-Hemmer in der Diabetesbehandlung?

A: SGLT2-Hemmer verringern die Glukoserückresorption in den Nieren, was zu einer erhöhten Glukoseausscheidung im Urin führt. Dies trägt zur Senkung des Blutzuckerspiegels bei.

9: Wie wirken Alpha-Glucosidase-Hemmer in der Diabetesbehandlung?

A: Alpha-Glucosidase-Hemmer verlangsamen die Verdauung und Aufnahme von Kohlenhydraten im Darm, was zu einem allmählicheren Anstieg des Blutzuckerspiegels nach den Mahlzeiten führt.

10: Sind orale Antidiabetika für alle Menschen mit Diabetes geeignet?

A: Nein, die Wahl des oralen Antidiabetikums hängt von Faktoren wie der Art des Diabetes, der individuellen Reaktion und anderen gesundheitlichen Erwägungen ab. Einige Medikamente können für bestimmte Personen besser geeignet sein als andere.

11: Können orale Antidiabetika Nebenwirkungen verursachen?

A: Ja, wie alle Medikamente können auch orale Antidiabetika Nebenwirkungen haben. Zu den häufigsten Nebenwirkungen gehören Magen-Darm-Beschwerden, Gewichtszunahme und Hypoglykämie (Unterzuckerung). Es ist wichtig, dass Sie mögliche Nebenwirkungen mit Ihrem medizinischen Betreuer besprechen.

12: Wie wird die Wirksamkeit von oralen Antidiabetika überwacht?

A: Blutzuckermessungen, einschließlich regelmäßiger Messungen des Nüchtern- und des postprandialen Blutzuckerspiegels, werden eingesetzt, um die Wirksamkeit von oralen Antidiabetika zu beurteilen. Hämoglobin-A1c-Tests bieten eine längerfristige Messung der Blutzuckerkontrolle.

13: Können Änderungen der Lebensweise die Einnahme von oralen Antidiabetika ergänzen?

A: Ja, Änderungen des Lebensstils wie eine gesunde Ernährung, regelmäßige Bewegung, Gewichtskontrolle und Stressabbau sind wesentliche Bestandteile der Diabetesbehandlung und können die Wirkung von oralen Antidiabetika ergänzen.

NICHT-STEROIDALE ANTIPHLOGISTIKA

1: Was ist der Wirkmechanismus von NSAIDs?

A.. NSAIDs wirken durch die Hemmung der Aktivität von Enzymen namens Cyclooxygenasen (COX-1 und COX-2), die an der Produktion von Prostaglandinen beteiligt sind. Prostaglandine spielen eine Rolle bei Entzündungen, Schmerzen und Fieber.

2: Bei welchen Erkrankungen werden NSAIDs üblicherweise eingesetzt?

A: NSAIDs werden zur Behandlung einer Vielzahl von Erkrankungen eingesetzt, darunter:

- Schmerzen (z. B. Kopfschmerzen, Muskelschmerzen und Zahnschmerzen)
- Entzündungen (in Verbindung mit Erkrankungen wie Arthritis)
- Fieber

3: Können NSAIDs bei chronischen Erkrankungen wie Arthritis eingesetzt werden?

A: Ja, NSAIDs werden häufig bei chronischen Entzündungen verschrieben, z. B. bei Osteoarthritis, rheumatoider Arthritis und Spondylitis ankylosans. Sie helfen, Schmerzen zu lindern und Entzündungen zu reduzieren.

4: Gibt es verschiedene Arten von NSAIDs?

A: Ja, es gibt verschiedene Arten von NSAIDs, darunter traditionelle NSAIDs (z. B. Ibuprofen, Naproxen) und selektive COX-2-Hemmer (z. B. Celecoxib). Letztere sollen COX-2 selektiv hemmen und das Risiko gastrointestinaler Nebenwirkungen verringern.

5: Was sind die häufigsten Nebenwirkungen von NSAIDs?

A: Zu den häufigen Nebenwirkungen von NSAIDs können Magenverstimmung, Sodbrennen, Übelkeit, Schwindel und Kopfschmerzen gehören. Langfristige

Einnahme oder hohe Dosen können das Risiko von Magen-Darm-Blutungen und Geschwüren erhöhen.

6: Können NSAIDs kardiovaskuläre Nebenwirkungen verursachen?

ᶦA Ja, NSAIDs, insbesondere selektive COX-2-Hemmer, werden mit einem erhöhten Risiko für kardiovaskuläre Ereignisse, wie Herzinfarkt und Schlaganfall, in Verbindung gebracht.

Dieses Risiko sollte bedacht werden, insbesondere bei Personen mit vorbestehenden Herz-Kreislauf-Erkrankungen.

7: Gibt es Kontraindikationen für die Verwendung von NSAIDs?

A: NSAIDs sind generell kontraindiziert bei Personen mit einer Vorgeschichte von Magen-Darm-Blutungen, Magengeschwüren, schweren Nierenfunktionsstörungen und bestimmten Herz-Kreislauf-Erkrankungen. Sie sollten bei Personen mit Asthma mit Vorsicht angewendet werden.

8: Können NSAIDs mit anderen Medikamenten interagieren?

A: Ja, NSAIDs können mit verschiedenen Medikamenten in Wechselwirkung treten, darunter Antikoagulanzien, Thrombozytenaggregationshemmer und bestimmte Blutdruckmedikamente. Es ist wichtig, den Arzt über alle eingenommenen Medikamente zu informieren, um mögliche Wechselwirkungen zu vermeiden.

9: Dürfen NSAIDs während der Schwangerschaft und Stillzeit eingenommen werden?

A: NSAIDs, insbesondere während des dritten Trimesters, werden im Allgemeinen in der Schwangerschaft aufgrund möglicher Risiken für den sich entwickelnden Fötus vermieden. Sie können in die Muttermilch ausgeschieden werden, und ihre Anwendung sollte während der Stillzeit mit einem Arzt besprochen werden.

10: Besteht das Risiko einer NSAID-induzierten Nierenschädigung?

A: Ja, NSAIDs können die Nierenfunktion beeinträchtigen, insbesondere bei Personen mit vorbestehenden Nierenerkrankungen. Langfristige oder hochdosierte Einnahme kann das Risiko einer Nierenschädigung erhöhen.

11: Können NSAIDs mit Nahrung eingenommen werden, um gastrointestinale Nebenwirkungen zu reduzieren?

A: Ja, die Einnahme von NSAIDs mit Nahrung oder Milch kann dazu beitragen, das Risiko von Magenverstimmungen und anderen gastrointestinalen Nebenwirkungen zu verringern.

12: Gibt es Alternativen zu NSAIDs zur Schmerzlinderung?

A: Je nach Art der Schmerzen und den individuellen Umständen können Alternativen zu NSAIDs Paracetamol, physikalische Therapie und andere nicht-pharmakologische Methoden sein. Wenden Sie sich für individuelle Empfehlungen immer an Ihren medizinischen Betreuer.

REFERENZEN

1.PADMAJA UDAY KUMAR, PHARMACOLOGY FOR DENTAL AND ALIED HEALTH SCIENCES JAYPEE BROTHERS MEDICAL PUBLISHERS LTD, NEW DELHI, 2002, ISBN NO-9789386056856

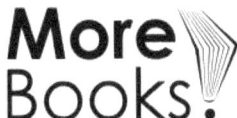 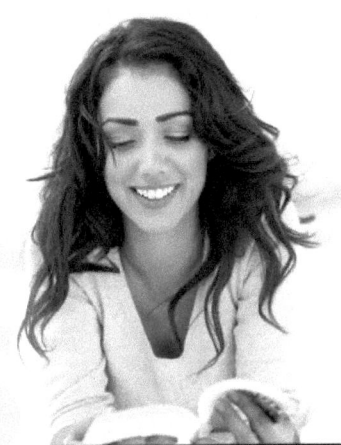

I want morebooks!

Buy your books fast and straightforward online - at one of world's fastest growing online book stores! Environmentally sound due to Print-on-Demand technologies.

Buy your books online at
www.morebooks.shop

Kaufen Sie Ihre Bücher schnell und unkompliziert online – auf einer der am schnellsten wachsenden Buchhandelsplattformen weltweit! Dank Print-On-Demand umwelt- und ressourcenschonend produziert.

Bücher schneller online kaufen
www.morebooks.shop

info@omniscriptum.com
www.omniscriptum.com

 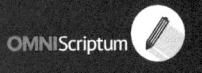

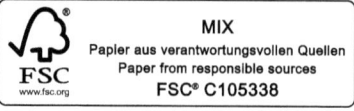

Printed by Books on Demand GmbH, Norderstedt / Germany